血液透析病友自我管理口袋书

主编　乔建歌

上海交通大学出版社
SHANGHAI JIAO TONG UNIVERSITY PRESS

内容简介

本书从临床实践出发，根据血液透析病友治疗过程与日常生活中的身心需求及困惑，以“病友问”的形式，从血液透析入门、血管通路建立、诱导期适应，到体重、饮食、用药、运动、常见症状及并发症管理，再到心理调适等方面提出问题，由多位血液透析专科护士运用通俗易懂、生动形象的语言来细致解释相关概念，分析具体原因，并提出适宜的护理和预防方法，以帮助病友及其家庭建立良好的自我感知，提高自我管理能力，更好地应对血透生活。该书图文并茂、携带方便，希望能成为血液透析患者的好帮手！

图书在版编目(CIP)数据

血液透析病友自我管理口袋书/乔建歌主编. —上海：上海交通大学出版社，2020(2025 重印)
ISBN 978-7-313-22643-3

Ⅰ.①血… Ⅱ.①乔… Ⅲ.①血液透析—基本知识 Ⅳ.①R459.5

中国版本图书馆 CIP 数据核字(2019)第 277159 号

血液透析病友自我管理口袋书
XUEYE TOUXI BINGYOU ZIWO GUANLI KOUDAISHU

主　　编：乔建歌
出版发行：上海交通大学出版社　　地　　址：上海市番禺路 951 号
邮政编码：200030　　电　　话：021-64071208
印　　制：上海盛通时代印刷有限公司　　经　　销：全国新华书店
开　　本：787mm×1092mm　1/32　　印　　张：8.125
字　　数：114 千字
版　　次：2020 年 10 月第 1 版　　印　　次：2025 年 2 月第 4 次印刷
书　　号：ISBN 978-7-313-22643-3
定　　价：32.00 元

编委会

主　编　乔建歌　复旦大学附属上海市第五人民医院

副主编　王　认　上海长征医院

　　　　姜艳华　上海交通大学医学院附属第一人民医院

　　　　董永泽　浙江省人民医院

主　审　洪　洋　复旦大学附属上海市第五人民医院

　　　　牛建英　复旦大学附属上海市第五人民医院

　　　　顾艳荭　复旦大学附属上海市第五人民医院

编　委（按姓氏笔画排名）

　　　　王　认　上海长征医院

　　　　王占华　上海中医药大学附属岳阳中西医结合医院

　　　　方　建　上海交通大学医学院附属第六人民医院

吕培培　复旦大学附属上海市第五人民医院
乔建歌　复旦大学附属上海市第五人民医院
任　涛　上海市闵行区莘庄社区卫生服务中心
孙丽娟　复旦大学附属上海市第五人民医院
李瑞文　复旦大学附属上海市第五人民医院
郁　越　上海交通大学医学院附属仁济医院
姜艳华　上海交通大学医学院附属第一人民医院
费利燕　中国人民解放军海军特色医学中心
徐　岭　复旦大学附属上海市第五人民医院
黄　洁　上海交通大学医学院附属第九人民医院
董永泽　浙江省人民医院

专家寄语一

血液透析是目前慢性肾衰竭主要的肾脏替代疗法之一，为肾衰竭患者带来了生活的希望。在血液透析治疗过程中，除了医护人员提供精湛的专业技能外，还需要患者积极参与其中。通过了解血液透析的相关知识，可以提高慢性肾衰竭治疗的依从性，加强患者的自我管理能力，从而大大提升治疗的效果。

上海市血液透析专业委员会致力于通过多样化的形式，提升血液透析护士的健康教育能力，帮助患者建立自我管理体系，改善透析后生活质量！目前，国家一直倡议“健康中国、科普中国”，我们非常高兴看到这本关注血液透析病友的科普图书的诞生！

本书从临床实践出发，将困扰患者的实际问题，一一列举，从血管通路的建立与护理、过渡期的适应；到日常液体摄入的控制管理，饮食、用药、运动的注意事项，透析并发症的管理等方面，以“病友问”的形式展示血液透析过程中遇到的主要困惑；并运用生动形象的科普形式进行细致解答，图文并茂、通俗易懂。

本书的编者不仅具备丰富的血液净化治疗临床经验，有多位还是上海市第一批培养的血液净化专科护士。他们通过著书将健康知识理念和自我管理技能传递给病友，充分发挥了他们的专科作用，实现了他们的个人价值，也展现出了专科护士的专业引领能力！

希望本书能够帮助更多的血透病友摆脱困惑，更好地做好自我管理，延展生命的长度与宽度！

上海市护理学会血液透析专业委员会主任委员

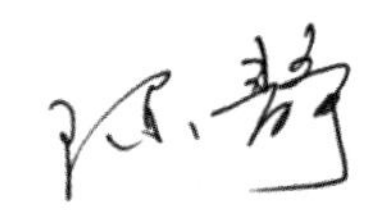

专家寄语二

伴随着人口老龄化程度的不断加剧，我国终末期肾病的发病率显著上升。维持性血液透析是该病目前最常用且最有效的治疗方法之一。尽管血液透析能够改善患者的生理功能，但是疾病本身的影响，与治疗相关的并发症和压力，严重影响了患者生理、心理健康，降低了患者的生活质量。良好的自我管理能够显著降低血液透析患者的病死率和并发症的发生率，提高病友们的生存质量。

本书编者们不仅拥有丰富的血液透析专科护理经验，而且对透析患者的健康宣教与自我管理有着持续的关注和研究。他们根据自己多年的临床实践经验和相关研究成果，从血液透析患者自我健康管理的实际需要出发编写了此书。本书的主编乔建歌致力于慢性病科普工作十余年，担任上海市科普基地（老年慢病管理科

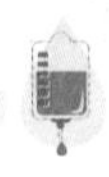

普基地)、科普中国共建基地秘书,在疾病科普方面有着丰富的经验和独到的见解。

本书采用血透病友亲身阐述治疗过程中的需求和疑惑,针对病友的问题,从血液透析基础知识、血管通路、体重、饮食、用药、运动、透析相关并发症、常见症状管理及心理调适等方面,对血液透析的知识和技能进行梳理,运用通俗的语言细致地解释各种医学概念,分析各种问题产生的原因,提出适宜的预防和护理方法,以帮助病友及其家庭建立良好的自我感知,提高自我管理能力,更好地应对血透生活。

衷心希望这本书能够成为血透病友们自我健康管理路上的"良师益友",切实帮助病友们解决一些常见的问题与困惑。

复旦大学附属上海市第五人民医院护理科普人

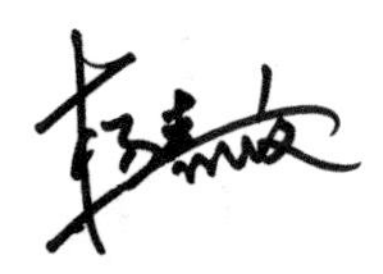

前　言

慢性肾脏病已成为21世纪人类面临的公共健康问题，世界范围内的患病率在逐渐增长，给国家、社会和家庭造成了沉重的经济负担。其中，20％的慢性肾脏病病友将会持续进展至终末期肾病（end stage renal disease，ESRD），也就是尿毒症期。随着人口老龄化、2型糖尿病和心血管疾病的增加，继发性肾脏病发展到ESRD的病友数也将逐年上升，据专家预计，到2020年我国ESRD将达到每百万人口1 200例，由于肾脏供体有限，大多数ESRD病友只能接受透析治疗以维持生命，包括血液透析（hemodialysis，HD）和腹膜透析（peritoneal dialysis，PD）两种。目前大多数国家病友还是选择血液透析治疗作为主要的肾脏替代疗法。

尽管血液透析作为一种治疗方式，在一定程度上延长了病友的生存时间，降低了病死率，但是血液透析的各种并发症，疾病本身所带来的功能失调以及与治疗有关的压力，会严重影响病友的生理、心理健康。对血液透析病友而言，生活质量和生存率取决于透析的质量，而透析的质量则依赖于病友依从饮食、液体摄入和治疗方案。预防管理可能的并发症，护理动静脉内瘘等，这些都要求病友具有良好的自我管理能力。

在血液透析工作中，通过与患者沟通发现，诸多病友及家属在由保守治疗过渡到血液透析，以及进行维持性血液透析的过程中常存在诸多疑惑和问题：如选择怎样的透析方式；如何限制水分摄入；如何进行健康饮食；如何运动；等等。为了满足血液透析病友的需求，多位临床工作经验丰富的血液透析专科护士，对血液透析知识、技能进行梳理，运用通俗的语言细致地解释各种医学概念，分析各种问题产生的原因，提出适宜的护理和预防方法，精心编写了本书，以协助病友建立良好的自我感知和自我管理状态，从而更好地生活。

编者

2020.6

目　录

第一章　血液透析入门 ………………………… 001
第一节　肾脏介绍 ………………………… 002
第二节　慢性肾功能衰竭 ……………… 007
第三节　血液透析 ………………………… 012
第二章　血管通路管理 ………………………… 023
第一节　血管通路的概念及意义 …… 024
第二节　动静脉内瘘管理 ……………… 025
第三节　深静脉置管管理 ……………… 036
第三章　血液透析诱导期适应管理 ……… 039
第一节　血液透析诱导期概述 ……… 040
第二节　诱导期的适应管理 ………… 043
第四章　血透病友体重管理 ………………… 047
第一节　认识干体重 ……………………… 048
第二节　适当饮水 ………………………… 051
第三节　食盐与体重管理 ……………… 062

第四节　口渴了，怎么办 ………… 067

第五章　血透病友饮食管理 ………… 075

第一节　饮食不当与并发症的预防 ………… 076

第二节　科学饮食 ………… 079

第三节　慢性肾病并发症的饮食管理 ………… 090

第四节　教您查看配料表 ………… 098

第六章　血透病友常用药管理 ………… 102

第一节　降压药 ………… 103

第二节　磷结合剂 ………… 106

第三节　钙剂和活性维生素D制剂 ………… 109

第四节　纠正贫血药物 ………… 111

第五节　抗凝剂 ………… 116

第七章　血透病友运动管理 ………… 118

第一节　运动的原则 ………… 118

第二节　运动方式的选择 ………… 125

第八章　血透相关近期并发症管理 ………… 130

第一节　失衡综合征 ………… 131

第二节　低血压 ………… 133

第三节　高血压 …………………… 137
第四节　肌肉痉挛 ………………… 142
第五节　出血 ……………………… 144
第六节　恶心和呕吐 ……………… 146
第七节　发热或感染 ……………… 147
第八节　心律失常 ………………… 150
第九节　心力衰竭 ………………… 152

第九章　血透相关远期并发症管理 ……… 155
第一节　心血管并发症 …………… 156
第二节　贫血 ……………………… 160
第三节　肾性骨病 ………………… 163
第四节　营养不良 ………………… 169

第十章　血透病友常见症状管理 ………… 174
第一节　睡眠障碍 ………………… 175
第二节　皮肤瘙痒 ………………… 180
第三节　慢性便秘 ………………… 183
第四节　不宁腿综合征 …………… 190
第五节　透析后疲乏 ……………… 195

第十一章　肾病、血液透析常用化验检查解读 …………………………… 201

第十二章　积极心理调适 …………………… 224
第一节　血液透析病友的心理调适 … 224
第二节　疫情之下血透病友的心理健康 ……………………………… 233

附录　一位血透病友的心路历程 ………… 237

第一章　血液透析入门

病友的话

“其实我生病之前是没有任何征兆的，一进医院就被诊断为尿毒症啦，说我肌酐很高，需要透析。医生说的很多话我都听不明白，什么是鸡肝（肌酐），我没吃过鸡肝（肌酐）啊？透析又是什么呢？还要选择是腹透还是血透，好愁人。”

“医生说我需要进行血液透析，我觉得很疑惑：什么是血液透析啊？从来没有了解过。”

“血液透析一周要进行两三次，为什么不能一周一次呢？”

“血透是不是很贵呀？”

第一节　肾脏介绍

一、肾脏的形态

肾脏是成对的蚕豆状器官,位于腹膜后脊柱两旁浅窝中。正常成人肾长 10～12 cm,宽 5～6 cm,重 120～150 g;一般左肾较右肾大。

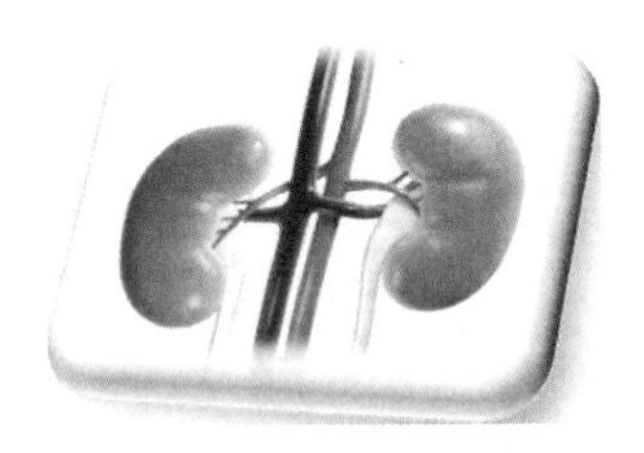

人体有两个肾,如果其中一个丧失功能,另一个在一定程度上可以承担两个肾的功能,但在这种过劳的情况下,肾会更加脆弱,更易发生肾脏疾病。

二、肾脏的结构

从肾的纵切面解剖图可以看到,肾实质分为内外两层:外层为皮质,内层为髓质。

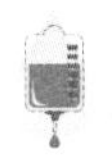

肾皮质由100多万个肾单位组成，肾单位是肾结构和功能的基本单位。

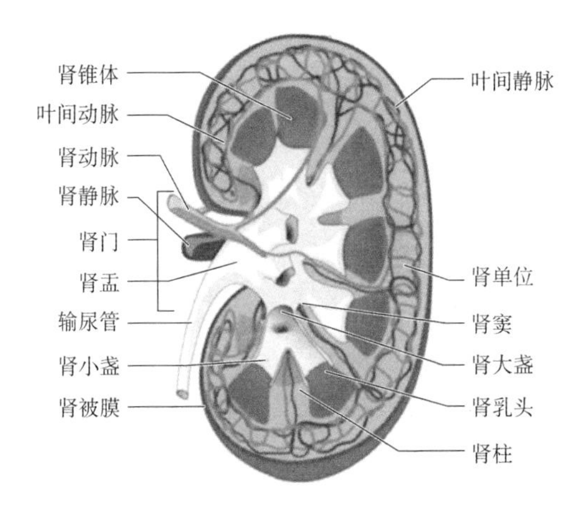

三、肾脏的功能

肾脏在维持机体内环境稳定方面发挥着重要的功能。

（一）生成尿液，排泄代谢产物

血液流经肾，除细胞和大分子蛋白外，其中大部分血浆成分通过肾小球滤过膜形成原尿，再经过浓缩和稀释作用，形成终尿排出体外。机体在新陈代谢过程中产生多种废物，以尿素氮、肌酐、尿酸等为代表的代谢废物通过血液进

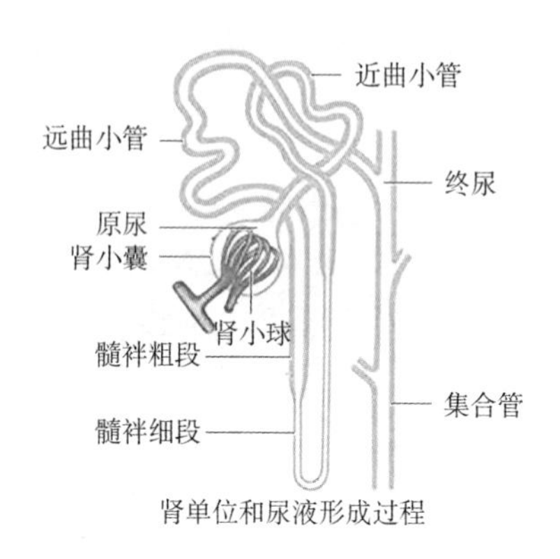

肾单位和尿液形成过程

入肾，最后随尿液排出体外。

肾脏排出体内代谢废物的作用类似于我们身体中的“清道夫”。如果把人体比作一个运转公司的话，肾脏绝对是那个默默干活、任劳任怨的好员工。两个像拳头大小的肾脏，每天滤过

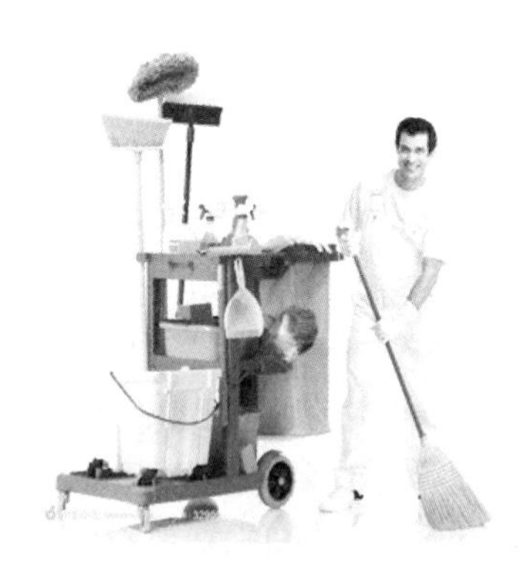

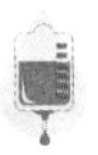

和清洁的血液达到200 L,相当于10桶饮用水的量！血液从肾动脉进入肾脏,经过肾小球。肾小球像网筛一样,把血液中的毒素通过筛孔漏出去,随尿液排出。而干净的血液汇聚到肾静脉,回流至心脏,再转送到全身各处。

肌酐升高其实是肾脏排泄体内代谢废物的功能降低的一种表现。

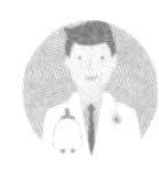
科普小讲堂

何为肌酐呢？

(1) 肌酐是蛋白质在人体内代谢的产物,主要由肾小球滤过排出体外。

(2) 血中肌酐分为外源性和内源性两种,外源性肌酐是食物中的蛋白质在体内代谢的产物,内源性肌酐是体内肌肉组织等代谢的产物。

(3) 肾功能不全时,肌酐在体内蓄积成为对人体有害的毒素。

(二) 维持体液、电解质及酸碱平衡

在肾脏形成尿液的过程中,通过肾的浓缩与稀释功能,调节机体的水、电解质以及酸碱平衡,从而维持内环境稳定。

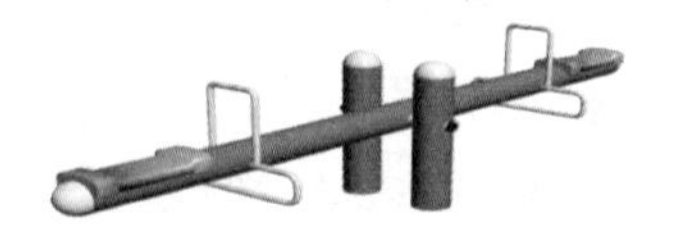

作为身体的“平衡器”，肾脏发挥着稳定体内水、电解质及酸碱平衡的重要作用。如果将身体比作一个跷跷板，那么肾脏的作用就是让跷跷板始终维持在一个平衡的状态。

正常情况下，肾脏就像一个水的控制平衡调节器。水喝得多了，出汗少了，肾脏产生的尿液也就多一些；相反，喝水少了，出汗多了，肾脏产生的尿就少一些。血液的一些钠、钾、氢离子等电解质也会随着尿液排出体外。

在肾脏的合理管控下，整个机体处于一个稳定和谐的环境。当尿毒症患者出现水肿，血钾和血磷升高，酸中毒时，就说明肾脏稳定内环境的功能丧失了。

（三）内分泌功能

肾脏可以合成、调节和分泌激素。如分泌肾素、前列腺素、激肽，调节血压；分泌促红细胞生成素，刺激造血；分泌 1α-羟化酶、活化维生素 D_3，调节钙磷代谢。患者出现贫血、缺钙就是由

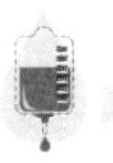

于某些由肾脏产生的“材料”缺失造成的。

(四) 灭活作用

肾脏还是许多内分泌激素，如甲状旁腺素、胰岛素、某些胃肠激素等的降解场所，当肾功能不全时，这些激素半衰期明显延长，从而引起代谢紊乱。另外，肾脏还是许多药物及有毒物质的代谢场所。

第二节　慢性肾功能衰竭

一、概述

慢性肾功能衰竭是指各种肾脏病导致的肾脏功能渐进性不可逆性减退，直至功能丧失所出现的一系列症状和代谢紊乱所组成的临床综合征，简称慢性肾衰。

慢性肾功能衰竭的终末期即人们常说的尿毒症。尿毒症不是一个独立的疾病，而是各种晚期肾脏病共有的临床综合征，是慢性肾功能衰竭进入终末阶段时出现的一系列临床表现所组成的综合征。

慢性肾脏病分期

分期	肾小球滤过率 GFR [ml/(min·1.73 m^2)]	描　　述
G1	≥90	肾损伤，GFR 正常或增高
G2	60～89	肾损伤，GFR 轻度下降
G3a	45～59	GFR 轻到中度下降
G3b	30～44	GFR 中到重度下降
G4	15～29	GFR 重度下降
G5	<15	肾功能衰竭

二、临床表现

(一) 水、电解质、酸碱代谢紊乱

以代谢性酸中毒和水、电解质平衡紊乱最为常见。

1. 代谢性酸中毒

慢性肾衰尿毒症期时人体代谢的酸性产物如磷酸、硫酸等物质因肾的排泄障碍而潴留，可发生“尿毒症性酸中毒”。

2. 水钠代谢紊乱

主要表现为水钠潴留。尿毒症患者如不适当地限制水分，可导致身体内容量负荷过度，常

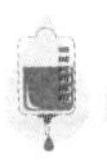

见不同程度的皮下水肿(眼睑、双下肢)或(和)体腔积液(胸腔、腹腔),此时易出现血压升高、左心功能不全(表现为胸闷、活动耐量下降甚至夜间不能平卧)和脑水肿。另一方面,当患者尿量不少,但又过度限制水分,或并发呕吐、腹泻等消化道症状时,又容易导致脱水。临床上以容量负荷过多较为常见,因此尿毒症患者在平时应注意适当控制水的摄入(除饮水外还包括汤、稀饭、水果等含水分多的食物),治疗中应避免过多补液,以防发生心衰肺水肿。

3. 钾代谢紊乱

当 GFR 降至 20～25ml/min 或更低时,肾脏排钾能力逐渐下降,此时易于出现高钾血症。尤其发生钾摄入过多、酸中毒、感染、创伤、消化道出血等情况时,更易出现高钾血症。尿毒症患者应严格限制含钾高的食物的摄入,并定期复查血钾。

4. 钙磷代谢紊乱

主要表现为磷过多和钙缺乏。

(二) 心血管系统症状

进入终末期肾病阶段(即尿毒症阶段),心血管疾病的病死率进一步增高(占尿毒症死因的45%～60%)。慢性肾功能衰竭者由于肾性高血压、酸中毒、高钾血症、钠水潴留、贫血及毒性物质等作用,可发生心力衰竭,心律失常和心肌受损等。

(三) 呼吸系统症状

由于细菌分解唾液中的尿素形成氨的缘故,病友呼出的气体有尿味。体液过多时可出现气短、气促;酸中毒时呼吸慢而深,严重时可见到酸中毒的特殊性 Kussmaul 呼吸(呼吸深大)。体液过多、心功能不全者可引起肺水肿或胸腔积液。

(四) 胃肠道症状

尿毒症病友出现消化系统的最早期症状是食欲不振或消化不良,病情加重时可出现厌食,恶心、呕吐或腹泻。消化道出血也较常见,其发生率比正常人明显增高,多是由于胃黏膜糜烂或消化性溃疡。

(五) 血液系统症状

主要表现为肾性贫血和出血倾向。大多数病友一般有轻、中度贫血,其原因主要由于红细胞生成素缺乏,故称为肾性贫血。如同时伴有缺铁、营养不良、出血等因素,可加重贫血程

度。晚期会出现血小板功能异常，有出血倾向，如皮下或黏膜出血点、瘀斑、胃肠道出血、脑出血等。

（六）神经肌肉系统症状

早期症状可有失眠、注意力不集中、记忆力减退等。尿毒症时可有反应淡漠、谵妄、惊厥、幻觉、昏迷、精神异常等。周围神经病变也很常见，感觉神经障碍更为显著，最常见的是肢端袜套样分布的感觉丧失，也可有肢体麻木、烧灼感或疼痛感、深反射迟钝或消失，并可有神经肌肉兴奋性增加，如肌肉震颤、痉挛、不宁腿综合征等。

（七）骨骼病变

肾性骨营养不良（即肾性骨病）相当常见，包括纤维囊性骨炎、骨生成不良、骨软化症及骨质疏松症。

三、治疗方法

当慢性肾衰竭患者的疾病进展至终末期肾脏疾病时，应积极行肾脏替代治疗，包括血液透析、腹膜透析和肾移植，肾脏替代治疗的方式由疾病的具体情况决定。

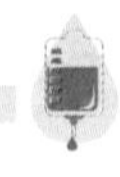

第三节 血液透析

一、血液透析定义

当发生急性或慢性肾衰竭时，体内会蓄积大量的代谢废物——尿毒症毒素，引起水、电解质和酸碱失衡，出现一系列的临床症状，包括尿量变化、水肿、钠钾钙磷失调等，甚至导致昏迷危及生命。

这种情况下可以借助血透机（人工肾）在体外替代人体肾脏的工作。通过将体内血液引流至体外，经过一个由无数根空心纤维组成的透析器中，血液与含机体浓度相似的电解质溶液（即透析液）在一根根空心纤维内外，通过弥散/对流作用进行物质交换，清除体内的代谢废物，维持电解质和酸碱平衡；同时可清除体内过多的水分，并将经过净化的血液回输体内，整个过程被称为血液透析（hemodialysis，HD）简称"血透"。

虽然血液透析可以部分替代肾脏功能，延长病友的寿命，但是也有其自身的局限性。血液透析并不能完全替代肾脏的功能。除肾移植

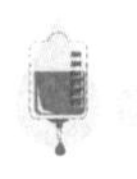

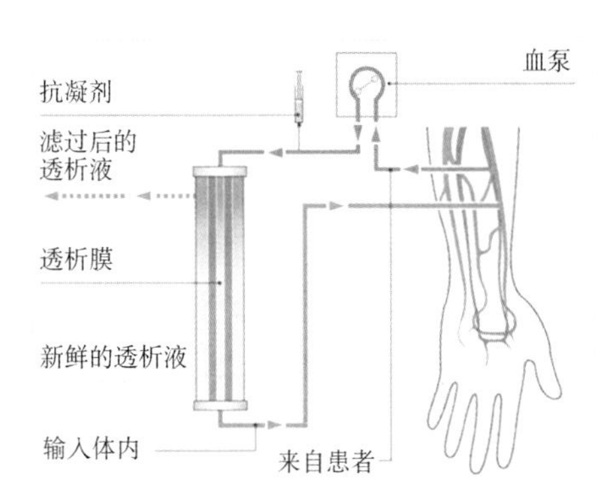

外，现有的透析方式仅能解决排除体内的代谢废物，稳定体内水、酸碱及电解质平衡，也就是我们常说的排水排毒功能。但血液透析无法代替肾脏的内分泌功能，正如我们前面所提到的，肾脏正常情况下能够分泌促红细胞生成素（EPO）、肾素等激素，还能合成活性维生素 D_3 等。因此，在为病友进行血液透析的同时，往往还要借助相应的药物来弥补肾脏功能下降造成的其他不良后果。

二、血液透析原理

血透机进行血液透析的原理主要包括两部分：弥散与超滤作用。

（1）弥散作用：把体内血液引流至人工肾脏

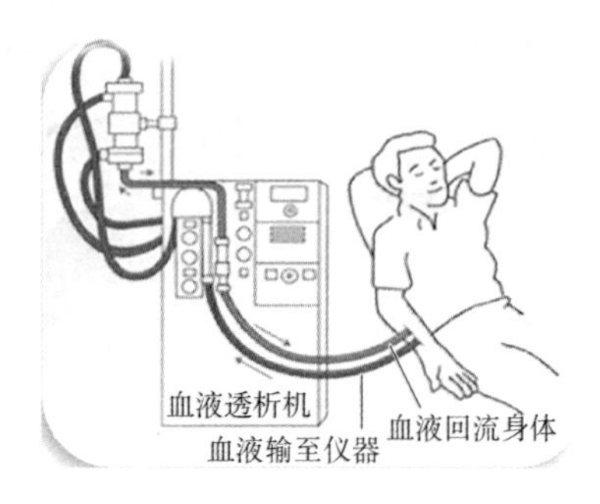

中，血液中的高浓度尿毒素，经由人工肾脏的半透膜扩散至透析液中，再将净化后的血液引回体内。

(2) 超滤作用：利用半透膜两侧的压力差，让血液中的水分向透析液侧移动，排除身体多余的水分。

血液透析的具体做法是将穿刺针一端扎在动静脉内瘘的远心端，把血液引流到体外，经由人工肾脏（血透机）半透膜的扩散和超滤作用清除尿毒素及水分，再将血液引回动静脉瘘管的近心端，一次时间约为 4 小时，每周治疗 3 次。

三、血液透析优点与风险

1. 血液透析的优点

(1) 快速清除体内废物和水分。

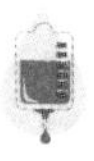

（2）效率高：每周到医院 3 次，每次透析约 4 小时。

2. 血液透析的风险

（1）使用抗凝血剂，有出血的风险。

（2）需要建立动静脉内瘘，每次都要扎针，有时瘘管会出现狭窄、阻塞或感染。

（3）毒素及水分的透析效率快，心脏血管功能不好或两次透析间水分增加较多的病友，容易在透析时出现低血压。

（4）透析间隔期间，要控制水分、钾离子、高磷等食物的摄取。

四、血液透析频率

很多病友疑惑，为何血液透析不能一次做完，还要每周来医院 2～3 次，甚至更多次。这就需要先了解正常肾脏的工作量啦！正常肾脏每天工作 24 小时，才能维持机体的正常运转。

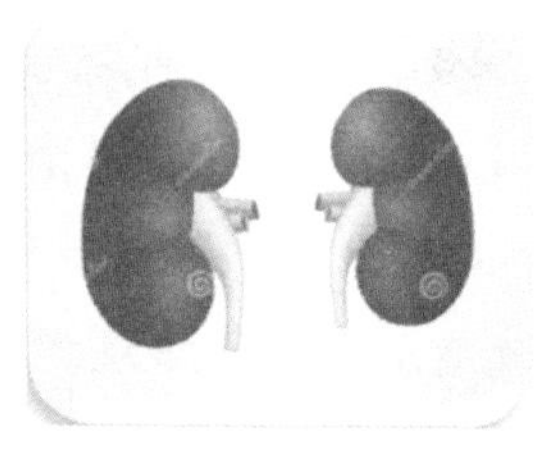

血液透析的次数和时间应根据病友的尿毒

症程度、残余肾功能情况、蛋白摄入量及蛋白分解代谢状况来确定。一般病友，每周透析时间需要10～12小时，才能达到充分透析的指标。

有资料表明，每周透析时间为12小时者，生活质量及存活率明显提高，因此要根据病友的实际情况来确定透析的频率和时间。国内通常每周透析3次者，每次4小时；每周2次者，每次5～6小时。近几年，国外有医院每周透析2次，每次8小时，透析在夜间完成，但并未在国际上推广。当然，如果病友有残余肾功能，每日也可排出相当多的尿毒症毒素和水分，可以缓解每周透析2次的不足。

五、血液透析模式

血液透析的另外两种类型为血液透析滤过(hemodiafiltration，HDF)和血液灌流(hemoperfusion，HP)。

血液透析滤过(HDF)综合了血液透析(HD)和血液滤过(HF)的优点，即通过弥散高效清除小分子物质和通过对流高效清除中分子物质。普通HD由于对中分子毒素的清除不足，且可诱导新的毒素产生，引起并发症较多，

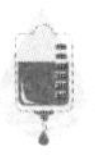

使患者的生活质量降低，疾病的死亡率升高。而HDF能有效清除中分子物质，减少透析并发症，提高患者的生活质量，延长生存期，降低死亡率。HDF与普通HD相比，有更稳定的血流动力学状态，能有效清除中、小分子尿毒症毒素。患者耐受性较好，透析中低血压、头痛和恶心呕吐等不耐受情况明显减少。由于清除中分子物质如β2-微球蛋白和甲状旁腺激素，有利于骨病的控制，还能改善抗氧化能力，增加脱水量，提高生物相容性，清除炎症介质，有利于改善病情。尤其适用于顽固性高血压、血流动力学不稳定和对透析不耐受的患者。

血液灌流是指血液借助体外循环通过具有广谱解毒效应或固定特异性配体的吸附剂装置，清除血液中的内源性或外源性致病物质，从而达到血液净化的目的。血液灌流目前主要限于吸附作用，故也称为血液吸附。

血液灌流能有效去除血液内小分子物质(肌酐、尿酸、酚类、胍类、吲哚、有机酸等)、中分子物质和多种药物，但不能去除尿素、磷酸盐、水分及电解质。因此治疗尿毒症时，一般应与HD联用，组成组合型人工肾治疗方式(即血液

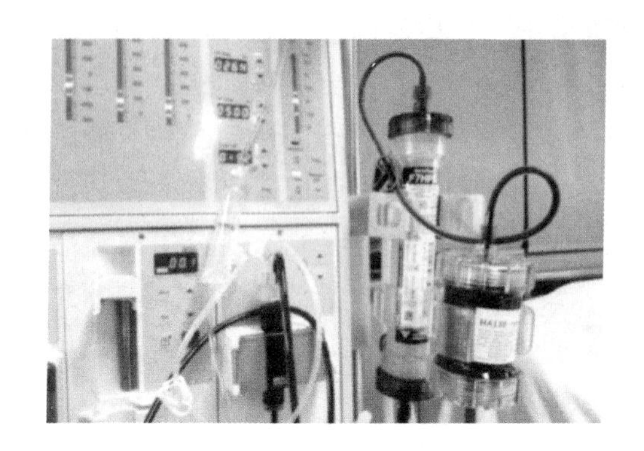

透析＋血液灌流器，HD＋HP)。对终末期肾病患者，在进行常规HD的基础上，根据病情选择以下两种治疗方案之一进行HD＋HP。

(1)常规治疗方案：使用的第1个月每周治疗1次，持续1个月后每两周治疗1次，待病情得到完全改善后改为维持治疗方案。

适应症：透析年数较长(＞1年)，已出现并发症(皮肤瘙痒、周围神经病变等)的患者。

(2)维持(预防)治疗方案：每2～4周治疗1次。

适应症：透析年数比较短(＜1年)，没有并发症或并发症轻微，经常规方案治疗后病情已稳定的患者。

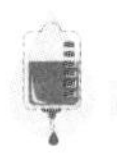

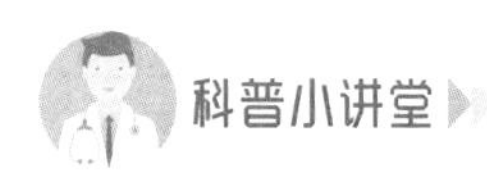

尿毒症毒素有哪些？

尿毒症毒素的分类

小分子毒素：分子量小于500的毒素，包括尿素、肌酐、尿酸、胍类、酚类、胺类、磷、氢离子等。

中分子毒素：分子量大于500且小于5 000的毒素，主要包括炎性介质、微球蛋白、细胞因子等。

大分子毒素：分子量大于5 000的毒素物质，主要包括一些内分泌激素，如生长激素、甲状旁腺激素、胰高血糖素、胃泌素、胰岛素等。

建议血透病友在采用普通透析清除小分子毒素的同时，选择血液透析滤过（HDF）或组合型人工肾治疗方式（HD＋HP），每周或每两周一次，更好地清除中分子毒素和大分子毒素。

六、血液透析费用

随着肾功能不全发病率的上升以及医疗技术的不断进步，用于治疗终末期肾病（ESRD）的医疗花费也在逐年增加，给个人、家庭和社会带来了沉重的负担。

为了缓解病友的经济负担，国家为血透病友制定了非常人性化的医保政策，将“终末期肾病”纳入大病医保范围。住院期间，医院会提供相应的通知，请患者至当地相关部门（如社保服务中心）办理大病医保，大大减轻了他们的经济压力。

七、血液透析前准备

1. 血管通路准备

血液透析的前提条件是要有一个可靠的血管通路，并且血管通路的质量，直接影响患者的透析和生存质量。维持性血液透析的血管通路包括三种：自体动静脉内瘘、移植物动静脉内瘘和留置导管。医生会根据患者的自身特点来选择适合的血管通路。

在合理时机建立血管通路亦非常重要。不同血管通路的建立时机略有差异，比如一个新自体动静脉内瘘成熟时间至少一个月，应至少提前 1 个月行自体动静脉内瘘术；而高龄以及患有糖尿病等高危病友，最好提前 3 个月以上。病友需在透析前建立通路并保证足够的时间，便于内瘘的成熟、翻修。（详见第二章血管通路管理）

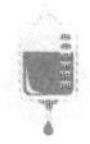

（1）动静脉内瘘。

血透动静脉内瘘术指将患者的动脉和邻近的静脉作一吻合，使动脉血直接分流入静脉，形成一个动静脉内瘘。动静脉内瘘是维持性血液透析病友常用的血管通路，能提供充足的血液，为血液透析治疗提供保障，是血液透析的“生命线”。

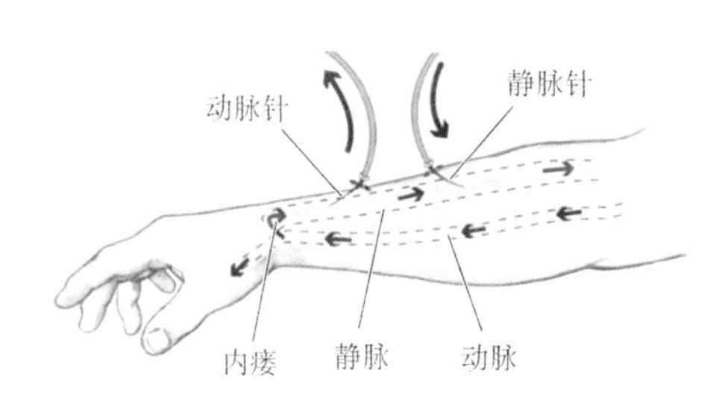

（2）提前做好血管保护。

对于有慢性肾脏病风险且将来可能需要血液透析的病友来说，保护前臂血管资源很重要。慢性肾脏病 4 期、5 期的患者，如果前臂或上臂血管能建立自体动静脉内瘘，则不要行上肢静脉穿刺、静脉置管、锁骨下静脉置管或经外周静脉置入 CVC(PICC)等。如果必须静脉置管，最好穿刺手背静脉，以避免前臂和上臂静脉血栓性静脉炎。尽量在最远端建立自体动静脉内瘘，可最大化保存可用静脉数量。

2. 心理准备

确诊慢性肾脏病且达到需要血液透析的时机后，患者及家属应早做如下准备：①了解血液透析原理，在实际进行透析时能更好与医护人员合作；②更好地选择时期，在出现尿毒症症状和失去工作能力之前即开始透析，减少尿毒症的并发症；③预留出充分时间准备好血管通路。

第二章　血管通路管理

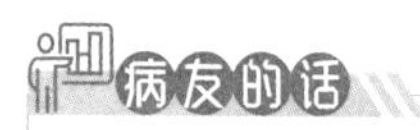

“既然血液透析是通过机器把身体里面的毒素排出来，那么身体是通过什么渠道与机器连接到一块的？”

“医生今天给我做了动静脉内瘘，可是却告诉我要2～3个月以后等内瘘成熟了才能进行血透，这个内瘘难道还能像植物一样生长吗？”

“原以为只要做好了内瘘就可以高枕无忧了，可是医生却告诉我如果内瘘堵住了还要重新造瘘，这么粗的血管怎么也会堵住呢？我该怎样做才能避免这种情况的发生？”

第一节　血管通路的概念及意义

在第一章我们已经讲到，大多数肾功能严重下降的病友需要通过血液透析将体内的代谢废物排出来。那么血液透析时就需要把血液引出体外，与此同时，经过透析器净化后血液再回输体内，这个输出与输入的过程需要一个通道，这个通道就叫血管通路。

我们在做血透的时候，每小时流经血管通路的血液大概在20 L左右，相当于全身血液的4倍，因此血液透析需要的血管通路与平时输液用的静脉通道是完全不同的。

毫无疑问，可靠的血管通路是血液透析的生命线，血管通路的质量直接影响患者的透析和生存质量。在发达国家，因为血管通路的原因住院，已经成为维持性透析病友住院的首要原因，并且是造成医疗花费增加的主要因素。因此，血透病友有必要了解血管通路的相关知识，并学会对通路进行保护、监测和维护。

临床中常用的血管通路包括自体动静脉内瘘、移植物血管内瘘、留置导管通路等。血管通

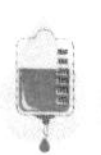

路各有优缺点，自体动静脉内瘘是目前最理想的通路选择；临时深静脉置管作为过渡选择；对于无法做自体动静脉内瘘的病友，可根据情况选择另外两种血管通路。

不同类型血管通路特点

血管通路类型	建立时机	优点	缺点
自体动静脉内瘘	预计1年内需要血液透析治疗时建立，Ccr＜25 ml/min，Scr＞4 mg/dl	使用方便、衣物可遮盖、美观、寿命长、并发症少	受自身血管条件局限
移植物动静脉内瘘	开始透析前的3～6周建立	使用穿刺容易、血流量大、感染较少	使用寿命短，费用高
留置导管通路	透析前置入	使用时机早、不需要穿刺	使用时间较短，感染、血栓多，外表不美观、不舒适

第二节 动静脉内瘘管理

一、动静脉内瘘定义

54岁的王阿姨行血液透析治疗已有1年，

最近手臂上的自体动静脉内瘘成了她的“心腹大患”，王阿姨向医生诉说道：“大夫，您好。我透析都一年多了，平常没怎么锻炼，流量一直都能在230(ml/min)以上，但是从上个月开始，流量就只能勉强达到200(ml/min)，只有在打针的上方加压可以提高一点流量，请问有什么办法可以补救吗，我现在一个星期要做3次透析，下次再出现类似的问题，我可怎么办呀？”

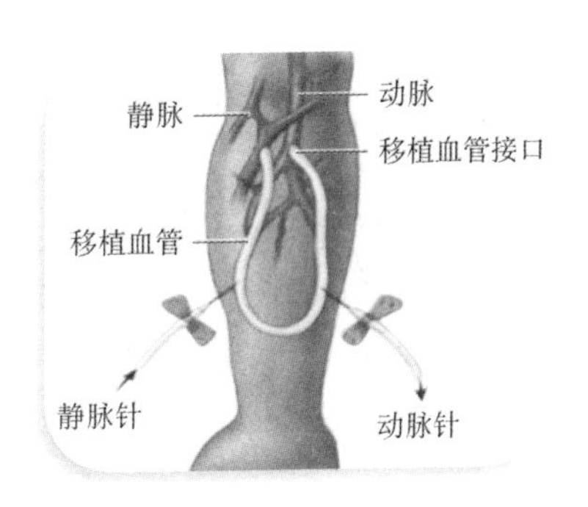

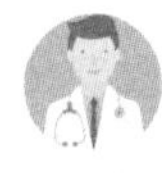
科普小讲堂

何为动静脉内瘘？

动静脉内瘘是指动、静脉在皮下吻合建立的血管通路，包括自体动静脉内瘘和移植物动

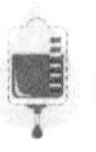

静脉内瘘。前者是利用动、静脉血管直接吻合制成的内瘘，后者是在动、静脉间插入一段移植血管制成的内瘘。

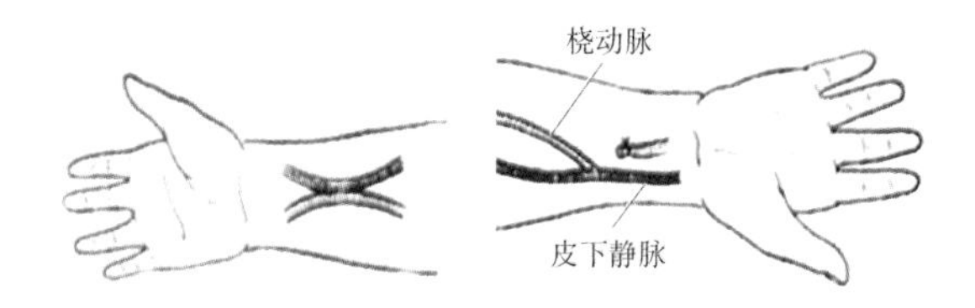

理想的动静脉内瘘是能够提供足够的血流量(>500 ml/min)，并发症少且能够长期使用的永久性通路。

目前尚无绝对理想的血管通路类型，参照国际上一些指南的建议，我们认为血管通路应该首选自体动静脉内瘘。当自体动静脉内瘘无法建立的时候，次选移植物内瘘。

二、动静脉内瘘自我管理

通过前面的介绍我们知道，动静脉内瘘是维持性血液透析病友的生命线，血液透析病友每周必须接受2～3次透析治疗。日常生活中，针对血液透析病友动静脉内瘘的管理方面，还是不免有这样或那样问题。尤其是在细节方面，如果不加注意，则可能会影响内瘘的使用寿命，甚至导致内瘘闭塞的严重后果。接下来我们将为病友们介绍血管通路自我管理的一些具体办法。

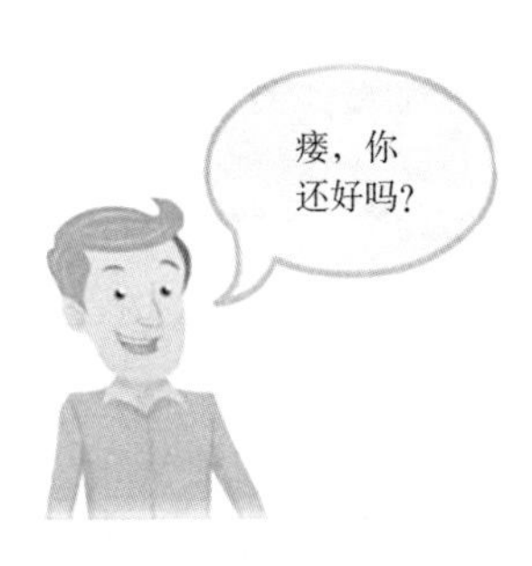

（一）查“瘘”补缺，从日常做起

正常的动静脉内瘘一般具备以下 3 个特点。

（1）手能感觉到震颤，即“猫颤”。

（2）耳能听到雷样声，即“血管杂音”。

（3）眼能看到血管充盈，有较好的弹性。

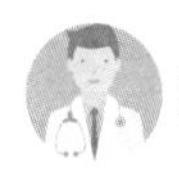

科普小讲堂

动脉搏动和内瘘震颤的区别？

动脉搏动是心脏收缩使大量血液冲击动脉管壁产生的冲击波；而内瘘震颤为血流冲击已动脉化的内瘘管壁而产生的一种连续、快速、细微的颤动。

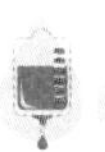

（二）患肢日常护理“三三三”原则

1. 三个常规

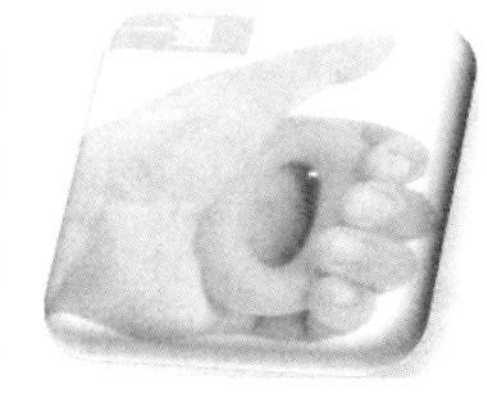

（1）常规做“内瘘操”：握拳或挤压皮球、橡皮圈3～5秒，然后放松3～5秒，每次交替做10～15分钟，每日2～3次。

（2）常规湿热敷联合喜辽妥外涂：透析24小时后，用热毛巾（40～45℃）在内瘘穿刺部位上方0.5～1.0 cm处热敷20分钟，然后将3～5 cm长的喜疗妥乳膏顺着血管走向涂于该处，并轻轻地按摩，每天3次。

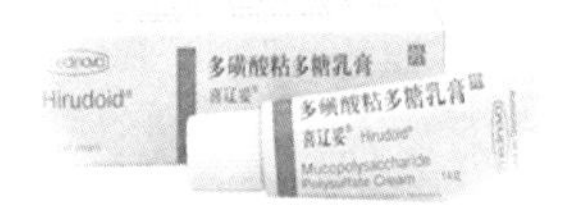

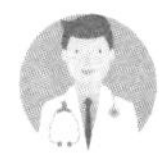

科普小讲堂

神奇的“喜辽妥”

（1）抗血栓形成：作用于血液凝固和纤维蛋白溶解系统。

（2）抗炎：抑制各种参与分解代谢的酶以

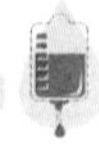
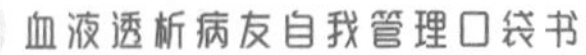

及影响前列腺素和补体系统。

(3) 配合热敷的同时，进行局部按摩，加快吸收，使其迅速穿透皮肤发挥作用。

(3) 常规自我检查(听：震颤强弱、范围、血管杂音；摸：有无硬节、动脉搏动；看：有无红肿；感觉：有无刺痛)。

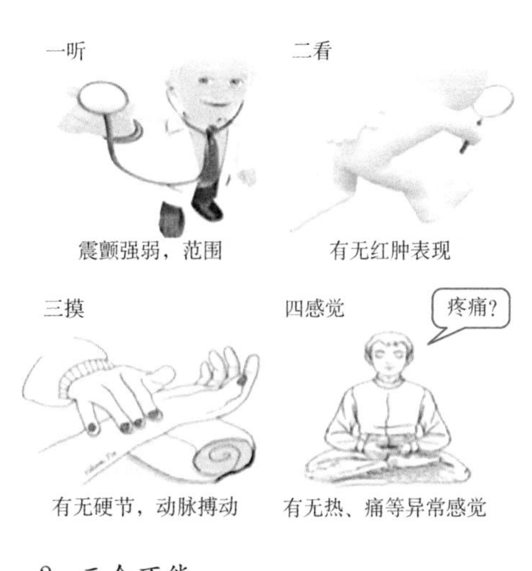

2. 三个不能

(1) 不能受压：睡觉时不受压，衣物不能过紧，内瘘侧肢体不能测血压，不佩戴手表、首饰，乘坐公交车时不能用有瘘的手臂上举抓扶吊环稳定身体。

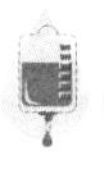

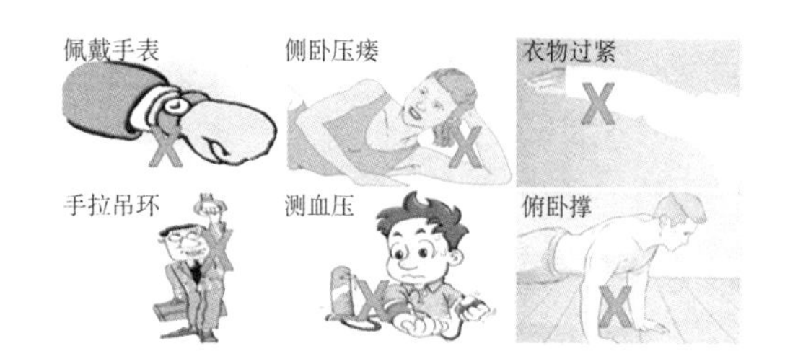

（2）不能持重：不能提重物、抱小孩，去菜场买菜时不能用瘘侧手臂负重。

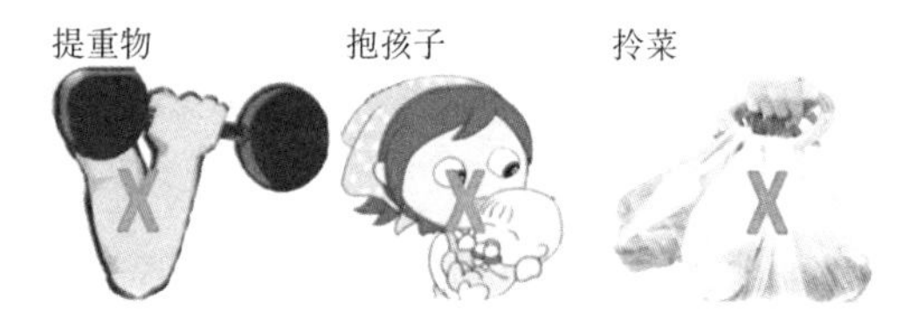

（3）不能采血、输液。

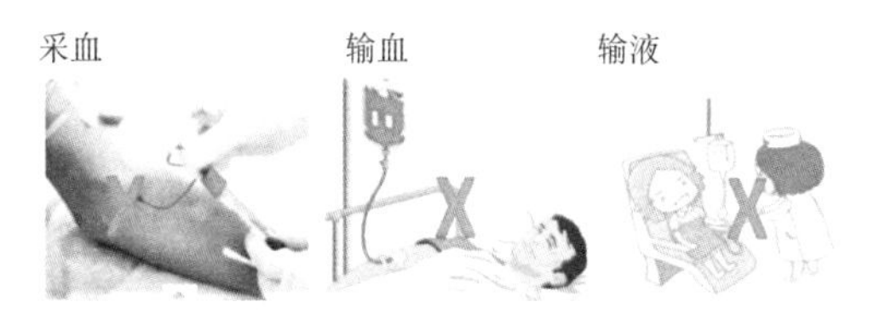

3. 三个及时

（1）自我检查发现内瘘震颤较前减弱或消失时及时就医。

（2）利器划伤时，立即按压止血并到医院就医。

（3）内瘘处出现红、肿、热、痛、分泌物等感染症状时及时就医。

（三）内瘘常见并发症的管理

1. 血栓形成

由于反复穿刺使血管内膜损伤，压迫止血不当及药物原因等，内瘘常会出现血栓形成，导致血流量降低，达不到有效透析血流量标准。内瘘血栓好发于吻合口及内瘘流出道，主要临床表现为瘘管杂音消失，动静脉吻合口血管震颤减弱。

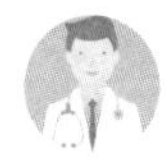
科普小讲堂

内瘘血栓形成对病友有哪些影响

（1）血栓形成导致血管通路狭窄，有效血流量不足，不能达到血透要求。

（2）侧支吻合静脉段血栓形成会影响血液回流，导致肢体淤血水肿。

（3）栓子脱落会导致急性肺栓塞等血管意外事件。

（4）血栓形成会给病友心理和经济造成负担。

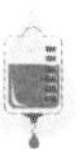

(1) 血栓预防——五不宜。

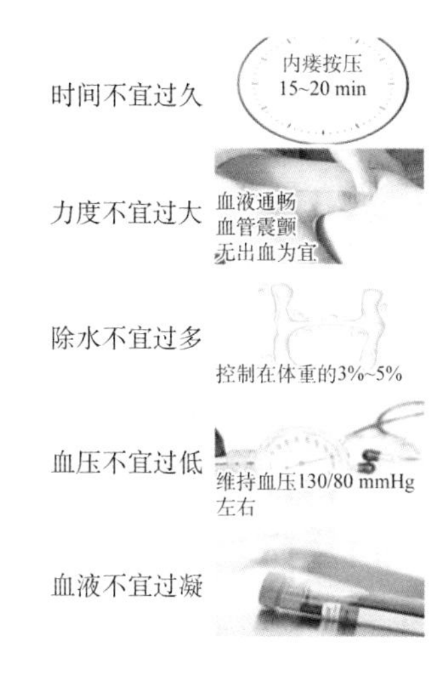

(2) 血栓形成的处理。

一旦发现血栓,应尽早干预,措施包括:手法按摩;药物溶栓;取栓;内瘘重建等。以上干预措施需有医生的指导或直接由医生操作完成。因此,您最需要做的是积极预防血栓形成,密切观察内瘘情况,一旦怀疑血栓形成,立即就医。

2. 内瘘感染

动静脉内瘘早期感染局部有红、肿、热、痛,有时伴内瘘闭塞,严重时会有发热、寒战、全身不适等症状，甚至导致败血症、骨髓炎等严重并发症。若感染处化脓，脓肿破溃时甚至出现大出血，直接危及生命。因此，积极预防内瘘感染至关重要。一旦发现内瘘血管局部有红、肿、热、痛表现，应立即就医及时处理。

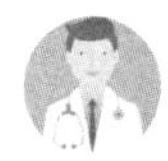

科普小讲堂

内瘘感染预防小技巧

技巧一：透析前用肥皂水清洗穿刺部位皮肤，保持手臂清洁、干燥。沐浴最好在下次透析前进行，并在穿刺部位贴防水创可贴保护。平时保持内衣清洁。

技巧二：透析后当日穿刺处避免接触水，切勿抓挠穿刺处。

技巧三：平时避免内瘘部位暴露在外，减少因意外摩擦、碰撞等原因引起内瘘皮肤损伤，若不慎出现皮肤损伤，应立即消毒处理。

（四）透析治疗后内瘘血管的护理

（1）热敷：透析治疗 24 小时后可以热敷，注意只能用热水进行热敷或用红外线灯进行照射。建议进行湿热敷 15～20 分钟，温度不能太

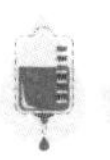

高，一般在40℃左右。手臂禁止直接浸入水中，防止感染。如透析后有穿刺点出血，须先加压止血，待出血停止24小时后才能热敷。

(2) 按摩：按摩前先在血管走向的皮肤上涂抹“喜辽妥”药膏，然后在血管上方用拇指做环状加压按摩，向肩部方向揉推血管，每天做3～4次。注意按摩时不可用力过大，不能损伤皮肤。

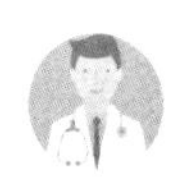

科普小讲堂

动静脉内瘘保护口诀

血液透析生命线，自体内瘘需保护。
查“瘘”补缺尤未晚，日常护理是关键。
三个常规记心中，先做内瘘保健操。
再做热敷和外涂，最后不忘勤检查。
“三个不能”切莫忘，前提不能提重物。
日常生活不能压，不能抽血和输液。
“三个及时”要牢记，震颤减弱及时看。
利器划伤先止血，就医检查需及时。
红肿热痛莫大意，及时治疗防感染。
内瘘使用寿命长，透析质量有保障。

第三节　深静脉置管管理

一、什么是深静脉置管

将一根双腔导管从体表穿刺进入静脉血管，并留置于该血管内，导管的其中一腔用于引出血液，另一腔将净化后的血液回输体内。深静脉置管为血液透析时有充足的血流量提供一个良好的途径。

根据留置导管的时间长短，可分为临时导管和长期导管。临时导管留置在体内数周左右。长期导管有涤纶套，并固定在皮下隧道中，可留置数月甚至更长时间。

根据留置导管置入的部位，可分为颈内静脉留置导管（最常见右侧颈内静脉）、股静脉留置导管和锁骨下静脉留置导管。

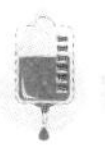

二、如何进行留置导管的自我护理

（1）每天可用镜子观察导管在外的长度，避免不自觉滑出。

（2）每天测量体温，观察导管处皮肤，若感有红、肿、热、痛，立即告知医务人员。

（3）穿脱衣裤要当心，避免穿高领套头衫，以免意外拔出导管，穿着宜选低领对襟上衣。

（4）注意个人卫生，保持导管部位清洁干燥，忌搔抓局部皮肤，洗头、沐浴时在皮肤外贴防水敷料，避免造成沾湿污染。

（5）颈静脉、锁骨下静脉留置导管者，活动不受限制，但应避免剧烈运动。

（6）股静脉留置导管者应减少下肢活动，端坐时大腿尽量向背部方向后伸，使髋关节平直，减少导管弯曲。

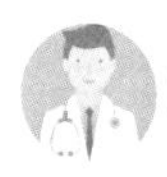

科普小讲堂

有了留置导管该如何洗头、洗澡呢？

（1）颈部有留置导管，洗头时最好取仰卧位平躺洗，使用防水敷料，或导管外敷料上加盖小块干毛巾，用保鲜膜覆盖，缠绕几圈隔水，就可以小心翼翼地洗头。

(2) 携带留置导管洗澡时应淋浴，时间宜短。取面积大于导管外敷料1倍的防水敷料或保鲜膜，粘贴于留置导管外敷料上，胶布在皮肤上粘贴三面，留出最底面排皮肤湿气。

第三章　血液透析诱导期适应管理

病友的话

“当医生告诉我可能等不了多久就要进行透析治疗的时候，我感到非常恐怖，以为是要将透析机器置于我身上，全身插满管道，那样我什么也不想做，就连亲人来看我，我也不想见他们。”

“最开始透析治疗的时候，头痛呕吐得厉害，我不知道发生了什么，也不知道为什么会发生，那个时候真想用死来结束这种折磨。”

“去年6月医生就叫我来做透析，我实在不想来，我听说透析是件麻烦事。”

第一节　血液透析诱导期概述

一、血液透析诱导期定义

慢性肾功能衰竭终末期病友由保守治疗转向稳定的维持性血液透析的过渡期称为诱导期，在此期间进行的透析称为诱导期透析。

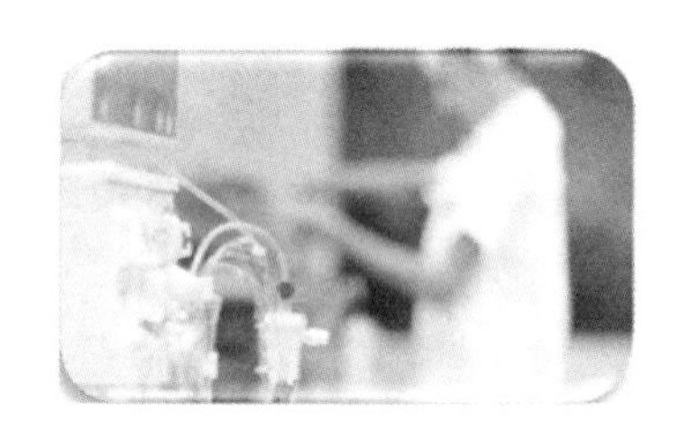

一般是在病友能够耐受的条件下进行小剂量、短时间、多次数透析，大多数病友在2周左右完成。在此期间，病友由于不习惯血液透析过程，情绪以及机体某些理化水平均会有较大的波动，特别是体液量、电解质、酸碱平衡度以及体内所积累的毒素突然呈现大幅度变动，极易出现失衡综合征、出血倾向、低血压等并发症。

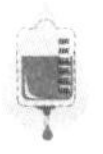

二、诱导前期角色调整

血液透析诱导期是病友经过长时间的保守治疗或刚发现疾病向平稳血液透析治疗过渡的重要时期。在该阶段因为刚开始实施血液透析治疗，对血液透析的不了解，对治疗环境的陌生，血透病友的生理和心理产生较大的波动。一方面病友对透析存在恐惧心理；另一方面病友及家属对透析疗效期望值过高，由于对透析知识缺乏了解，加上随后的插管、动静脉造瘘手术造成的身体痛楚，以及治疗费用昂贵，家庭经济负担沉重等，心理上极易产生抑郁、焦虑、恐惧、绝望等负面情绪。

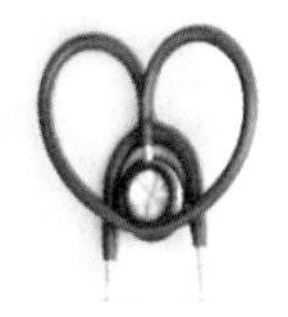

血透病友的抑郁状况可产生一系列心身反应，加重其心血管疾病的发病率和病死率。为了降低病友的抑郁、焦虑情绪，保证治疗效果，使其顺利过渡到规律维持性血液透析，对血透病友及家属进行有效的健康教育和引导，显得尤为重要。

有部分病友认为，一旦开始实施血液透析便可无所顾忌，饮食及饮水也不再严格控制，从而导致其在接受透析治疗期间出现一系列的问题，影响透析治疗的顺利实施。

护理人员在进行血液透析治疗前，会对每位病友的病情进行全方面评估，包括全身情况、实验室检查结果、心理状况等多项内容，为后期治疗及护理奠定良好的基础。

三、诱导透析基础知识

1. 多次短时透析

血透患者的首次透析时间应在2小时左右，每周透析时间控制在3次以上，同时根据病友的合并症、实际病情等调整透析时间与次数。多次短时透析可有效避免血浆渗透压变化速度过快对机体产生的不良影响，同时可有效预防呕吐、恶心、肌肉痉挛、头痛等失衡综合征的发生。

2. 逐步增加透析血流量

诱导期血流量控制在150 ml/min左右，病友逐渐适应后可将透析血流量增至250 ml/min，使心脏负荷有效减轻。首次行血液透析时无需设定超滤量，之后透析时，根据病友的实际

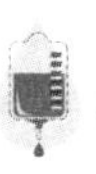

情况采用单纯超滤并逐渐加量。

3. 并发症识别

当病友早期出现呕吐、恶心、头痛、冷汗及心跳加快等体征时，即表示有可能会出现诱导期低血压、心律失常、失衡综合征等并发症。一旦病友出现面色苍白、心律失常、恶心呕吐等临床表现，医护人员应立即给予针对性治疗。

第二节 诱导期的适应管理

一、坦然面对，不否认疾病，建立战胜疾病的信心

从一位健康人变为一位疾病患者，血透病友面临许多角色的转换。不管角色如何转换，血透病友都应明确一点，血液透析治疗可以延续生命、减轻痛苦。积极配合治疗，完全可以像正常人一样地生活和工作。

“今天，来到这里我才发现，和我遭遇同样痛苦的人还有很多。他们有些年纪比我还轻。但他们都很乐观。不过，说真的，如果在外面碰到他们，肯定想象不到他们是血透患者。看来

这个病也没有想象中那么可怕。”

病友们要建立战胜疾病的信心，尽早回归家庭和社会。

二、努力学习并获得与疾病和治疗相关的信息

如果没有获得与疾病和治疗相关的信息，存在认知不足容易导致血透病友产生消极情绪，而这些消极情绪会让病友失去自我管理的意识，缺乏与医护人员积极讨论的兴趣。

“我刚刚开始透析，每次来透析要准备什么？什么是干体重？我什么都不懂。”

“我的大腿右侧插了一根管子，真是很不舒服。”

刚进入透析诱导期的病友或多或少都会遇到以上问题。通常护士会告知您相关的知识，您也可以索要相关知识的小册子，或是与医生、护士以及其他病友交流，获得解决的方法。

三、积极与医护人员讨论治疗和日常活动行为

“这里的医生、护士非常好，他们告诉我，如

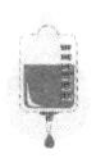

果想吃橘子、香蕉，可以在透析前带来吃，吃完再做透析，对疾病控制也没有大碍。”

多跟医护人员交流，让医护人员更了解您的病情，从而帮助到您。

四、诱导期的护理小知识

（一）饮食护理

血液透析诱导期病友的饮食要求与保守治疗阶段不同，诱导期蛋白质的摄入量从每日0.5～1.0 g/kg逐渐增加到每日1.2～1.5 g/kg，安静状态下每日需热量$(1.5\sim1.9)\times10^4$ J/kg。蛋白质应给予优质高生物效价的蛋清、牛奶、精肉和鱼类。

注意防止高钾血症，限制水果、坚果类含钾多的食物。限制含磷高的食物，如蛋黄、动物内脏、豆制品类等。限制钠、水摄入，每日水分摄入量为超滤量＋尿量＋500 ml。

（二）药物管理

各种药物请遵医嘱服用。磷结合剂在餐中嚼服，目的是减少肠道对磷的吸收；降压药要根据血压情况服用，并每日监测血压，以便医生调整药物品种和用药量。

(三) 病情观察

治疗前准确称量体重，以便医生确定超滤量。治疗前如有发热、头晕、头痛、出血，请一定告知医生。治疗中如有不适，应立即告知医务人员，以便及时获得有效的处理。

(四) 生命线的保护

深静脉留置导管要专管专用，睡眠时取平卧或健侧卧位，不要扭曲、动作过大，防止导管压迫或移位。局部保持清洁、干燥，禁止淋浴，避免滑脱。如穿刺部位疼痛、红肿，或敷料污染、脱落，应及时到医院处理。

使用内瘘的病友，透析后压迫止血时间不能过长，拔针后一般压迫 20 分钟左右，其压力以不出血又可扪及血管震颤音为度。衣袖要肥大或在衣袖边安装长拉链，防止压迫内瘘。在日常生活中不用瘘侧肢体垫枕、提重物、测血压、输液等，在透析间期可以进行适当地锻炼。

第四章　血透病友体重管理

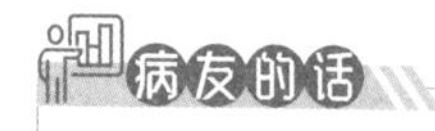

“小张，你好，不是我不想控制，只是有时候实在是口渴难耐，嘴巴干得不行啊。有时候为了少喝点水，最后都便秘了，又不得不找医生开通便的药。”

“今天怎么体重增长这么多，回到家又不能多喝水了？”

“有没有什么好的方法可以帮助我、监督我控制每日饮水量？“虽然我知道不能喝那么多水，可是我就是控制不住自己，我也知道每次透析拉水过多，身体会很不舒服，但没办法啊，只能这样了，唉！”

第一节　认识干体重

一、干体重的定义

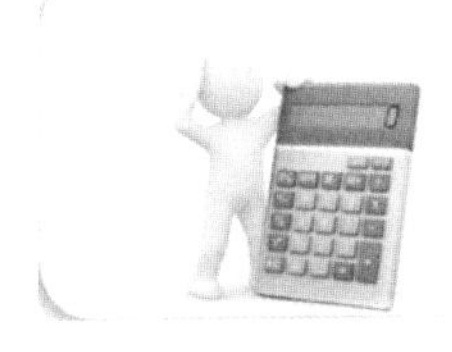

干体重也称“目标体重”，是指水在正常平衡条件下的体重。表明病友既没有水潴留，也没有脱水时的体重，也是血液透析结束时希望达到的体重。干体重不是一成不变的，随着疾病状态、营养情况等的变化，干体重也会相应发生改变，需要医护人员及时评估修正。同时病友自己也要注意随着季节改变衣物的增减和饮食习惯等，及时告知医护人员。

干体重是医护人员确定病友每次透析超滤量、选择透析器、确定透析时间的依据，根据病友自身情况、季节变化及时调整干体重，保证干体重的准确性，对于降低血液透析相关并发症具有重要意义。

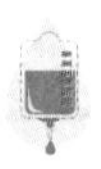

二、干体重的变化

(一) 干体重过高(即脱水不完全)

病友体内会存在过多水分,导致透析间期(两次透析之间)发生水肿、气喘、憋闷,夜间睡觉不能平卧,严重时会导致身体血管血容量过多,致使高血压难以控制,甚至发生急性心衰等症状。

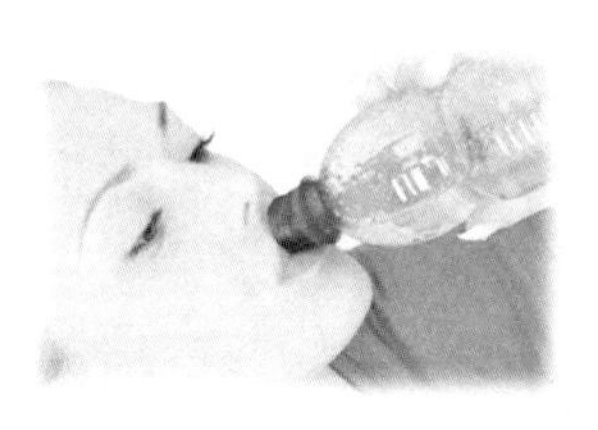

病友体液负荷过重,容易增加高血压及心脑血管并发症,如左心室肥厚、心力衰竭、脑出血等,影响病友的长期生存率。高血压是水分过多所导致的最有代表性的不良后果。长期过度的水分增多(医学上称为机体容量超负荷)和高血压会增加心脏负荷,导致左心室肥大以及动脉粥样硬化,影响心脏功能。

(二) 干体重过低(即过度脱水)

干体重过低会导致两次透析之间或透析后发生头晕、恶心、呕吐、抽筋等低血压症状,既不利于透析的进行,也不利于残存肾功能的保护。

干体重设置过低同样也会导致血液透析中

不良事件发生率增高：包括血管通路阻塞的风险大大增加；残余肾功能丧失的风险明显增大；同时也会伴发血液透析间期与低血压相关的并发症，如伴发脑供血不足、癫痫、心功能不全和肠系膜缺血等。

三、体重自我管理的重要性

（一）血透病友为什么要严格控制液体摄入？

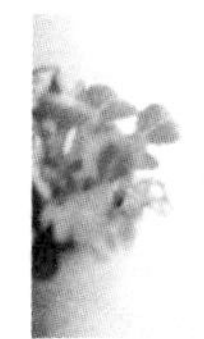
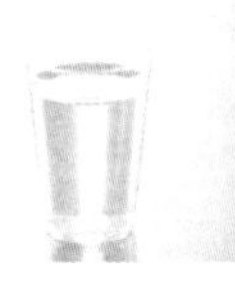

长期的透析间期体重增长过多或干体重过低，均可导致多种相关并发症发生率增加，甚至增加住院率和病死率。我们在工作中发现，血液透析病友普遍存在透析间期体重增长过多的现象。而透析间期体重增长过多可导致病友心功能不全、顽固性高血压、透析相关性低血压，继而引发一系列的严重并发症，使病友远期存活率下降，严重影响了透析质量、病友的生活质量及社会回归率。

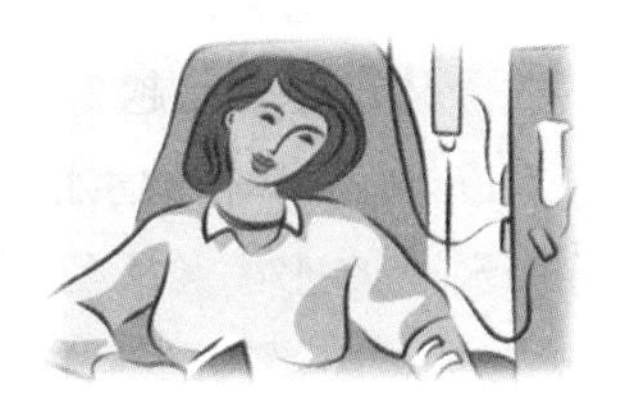

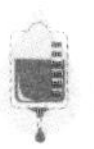

另外，大多数维持性血液透析病友会出现少尿或者无尿，过多的水分摄入会导致水分在体内潴留。因此，准确计算每天进出机体的液体量非常重要。

（二）如何判断体内液体过多或过少？

体内水分过多，会出现水肿、气促、憋闷，以及夜间睡觉不能平卧。严重者可导致急性左心衰竭等症状，血容量过多，心输出量增加，致使高血压难以控制。

体内水分过少，透析间期或之后会出现低血压症状，如头晕、恶心、呕吐、抽筋等，不利于透析的进行和残余肾功能的保护。

第二节 适当饮水

一、饮水的原则

透析病友每日的饮水量在满足机体基本需要的情况下，当然是越少越好，并且要把入口的所有液体都要算作饮水量。也就是说不仅涵盖白开水、纯净水或者矿泉水，还包括吃药时喝的水、食物中所含水分（牛奶、粥、汤等）、水果中的水分等。最大量也不要超过前一天的尿量加超滤量再加上 500 ml。

透析病友两次透析间期体重增加的量应控制在体重的 3%～5%。不同透析频次的病友全天的水分摄入量推荐如下表。

透析次数/周	全天水分摄入量
3	前一日尿量＋500 ml
2	前一日尿量＋300 ml
1	前一日尿量＋100 ml

其中隔日透析时，体重增长不应超过干体重的 3%。饮水量＝500 ml＋前日尿量。以患者前一天尿量为 250 ml 计算：即饮水量＝500 ml＋250 ml＝750 ml。

建议每日饮水量分配：早、中、晚三杯水(包括服药用)，即：150 ml×3＝450 ml；一杯奶(或粥或汤)为 200 ml；一个水果(120 g)含水约为 100 ml。

食物的含水量/%	举　例
100	水、饮料、牛奶、汤、液体调味品
75	蔬菜、土豆泥、凝乳、牛奶、麦片粥
50	米饭、面条、熟土豆、稠牛奶、稠麦片粥

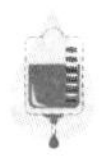

（续表）

食物的含水量/%	举　例
25	炸土豆、稍加烘烤的面食
无或微量	无汤的肉、鱼、蛋、干酪、黄油、蜂蜜、饼干

二、饮水与体重管理

饮水控制是体重管理的重要部分。判断饮水控制是否良好的常用指标就是体重的变化，透析病友两次透析间期体重增加值应控制在干体重的3%～5%。

病友应该清楚地知道自己每天饮水量是多少，这样便于饮水的控制管理。其中及时体重称量与饮水情况记录是必不可少的。

（一）了解体重变化情况——定时称体重，做到心中有数

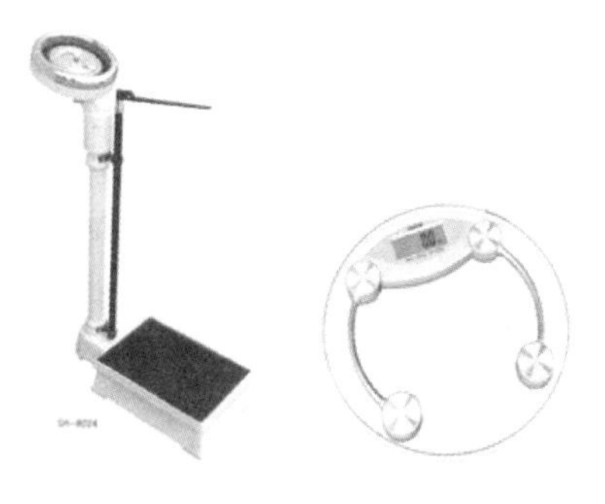

（二）做好记录，便于自己和医护人员了解体重变化

1. 每日体重记录册（按月份）

1	2	3	4	5	6	7
8	9	10	11	12	13	14
15	16	17	18	19	20	21
22	23	24	25	26	27	28
19	30	31				

2. 曲线图

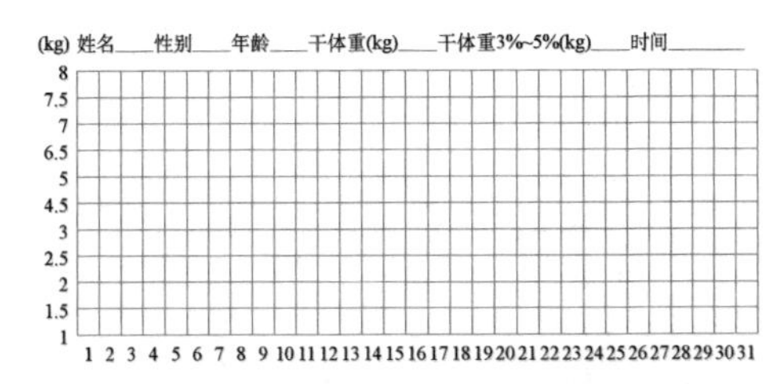

注：透析间期体重增加值为本次透前体重－上次透析后体重，请于透析当日绘于上图；两次透析间期体重增加不应超过您干体重的5%“警戒线”，若间隔1日，尽量控制在3%以内

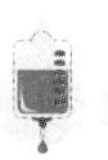

3. 体重管理 APP

随着科技的发展与进步，体重管理 APP 诞生。APP 系统能够生成体重增长曲线图，并根据预先设置的公式计算出距离目标控制体重的差距，指导病友合理安排接下来每天的液体摄入（饮食、饮水）情况。

体重

52.7

50.2
干体重

距离最佳体重还有0.01kg

我的护理　宣教　随访　体征　个人中心

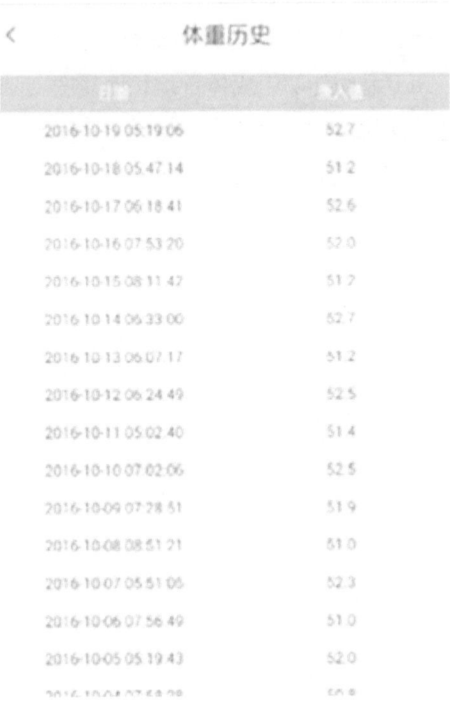

体重历史

日期	[illegible]
2016-10-19 05:19:06	52.7
2016-10-18 05:47:14	51.2
2016-10-17 06:18:41	52.6
2016-10-16 07:53:20	52.0
2016-10-15 08:11:42	51.7
2016-10-14 06:33:00	52.7
2016-10-13 06:07:17	51.2
2016-10-12 06:24:49	52.5
2016-10-11 05:02:40	51.4
2016-10-10 07:02:06	52.5
2016-10-09 07:28:51	51.9
2016-10-08 08:51:21	51.0
2016-10-07 05:51:05	52.3
2016-10-06 07:56:49	51.0
2016-10-05 05:19:43	52.0

三、饮水要注意哪些细节?

(一) 使用带刻度的水杯以计算每日饮水量

对于常规每周三次透析的病友而言,最大量也不能超过前一天的尿量加超滤量再加上

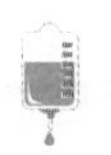

500 ml。使用有明确容量的水杯有助于控制每日的饮水量。

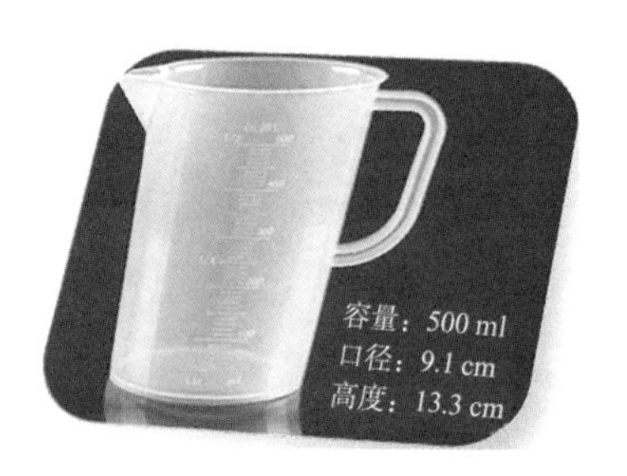

（二）使用吸管饮水或用吸管杯饮水

将家中的杯子换成较小容量并且带有刻度的，最好在杯子内放置吸管。喝水的时候使用吸管，能够有效避免使用杯子大口喝水造成饮水过量。口渴的时候用吸管吸上两口，适可而止，既能缓解口渴，又能有效控制饮水量。

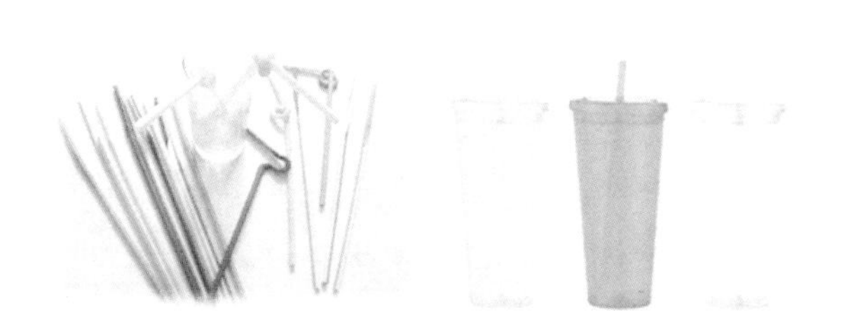

（三）平时少饮或不饮浓茶、咖啡、碳酸饮料和高糖饮料

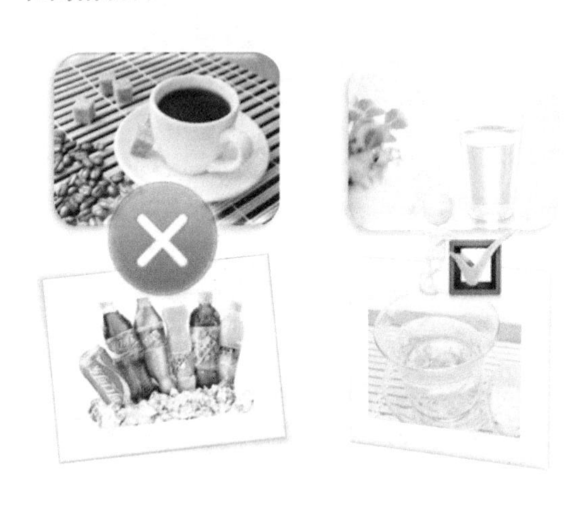

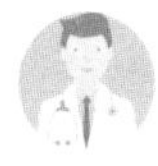

科普小讲堂

为什么不能饮用浓茶、咖啡、碳酸饮料和高糖饮料？

因为浓茶、咖啡、碳酸饮料和高糖饮料等饮品通常含有茶多酚、咖啡因、钾或高糖等溶质，这样的饮料只会让人越喝越渴，起不到解渴的作用，甚至还有高钾血症的危险。爱喝茶的病友可以在透析中适当饮用一些淡茶，忌浓茶。

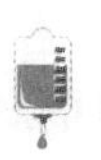

（四）喝热水比喝冷水解渴，水中可加几滴柠檬汁

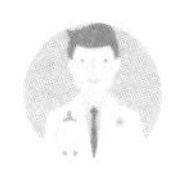

科普小讲堂

为什么喝热水比喝冷水解渴？

从分子结构来看，水在煮沸以后，其密度、黏度、导电性、化学活动性、比热等特性都有所改变。本身并不牢固的分子结构瓦解为单分子，而单分子的运动，即所谓布朗运动，比分子结合体的运动更快。

因此，热水在进入人体后可以迅速被吸收，迅速渗入细胞，使因不断出汗而缺水的机体能更及时地补充水分，并可以更积极地促进细胞的物理化学活动，加快机体的新陈代谢。

喝冷水后暂时温度是降下来了，但是由于机体因为体温的降低，会加速血液循环来升温，

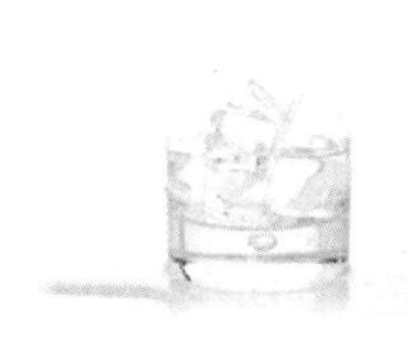

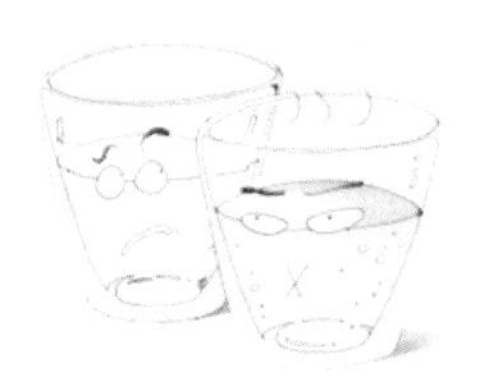

最终的结果是冷水喝得越多，体温反而越容易升高。而喝热水，提高体温，排泄汗液，直接通过汗液挥发驱走热气。

（五）其他注意事项

尽量多参加工作或社交活动，学会分散注意力；养成规律运动健身的习惯；干燥季节可使用加湿器来增加居室内的空气相对湿度，减少口腔干燥；糖尿病肾病患者应该严格控制血糖以减少饮水。

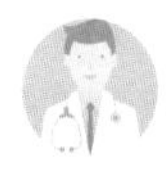

科普小讲堂

饮水与糖尿病肾病

糖尿病在中医学中称为“消渴”，其症状就是多饮、多食、多尿和体重下降，血糖高的人也会大量饮水，以便糖分能够以尿液的形式排出

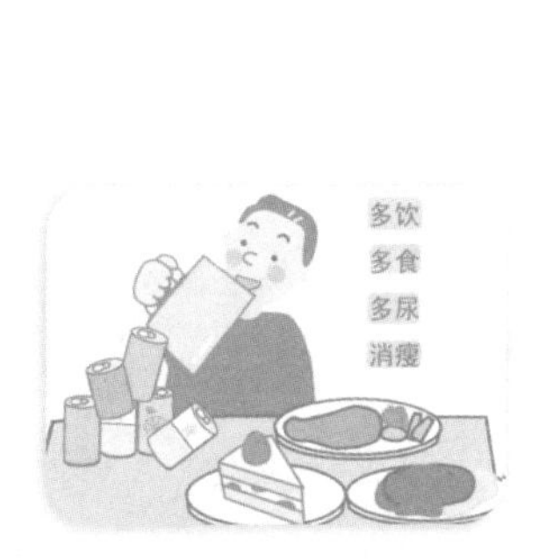

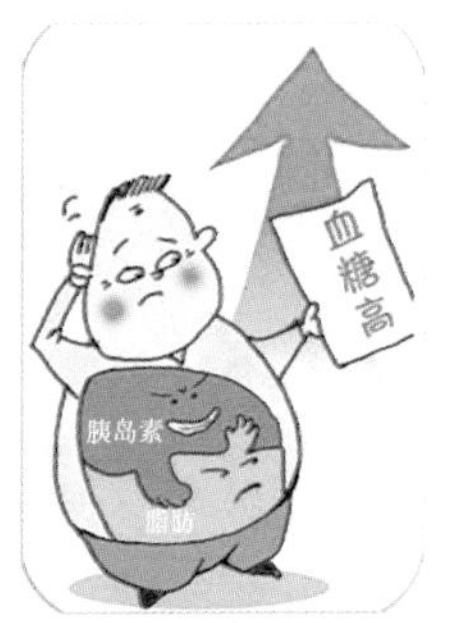

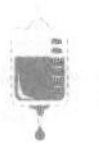

体外。但是尿毒症病友会出现尿量减少，水喝进去了只会存在体内。将血糖控制在正常范围才是减少口渴感的正确途径。

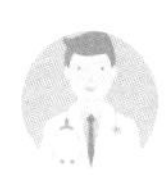

科普小讲堂

饮水与规律运动

养成规律运动的习惯，不仅能提高心肺功能，增加干体重，愉悦心情，加强社交；还能增加不显性失水（呼吸道及皮肤的水分蒸发）以及汗液的排出量，减少体内的水量。

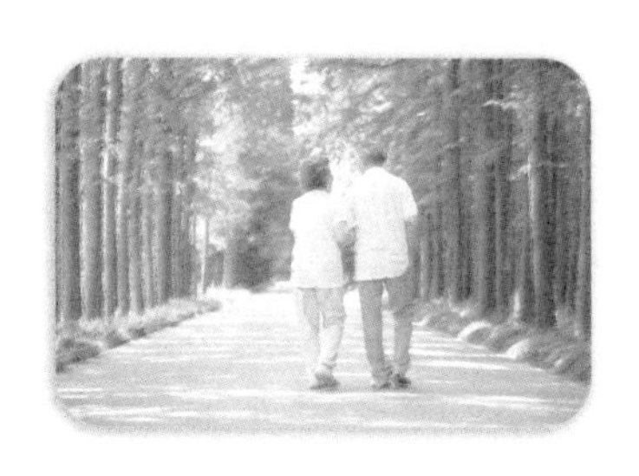

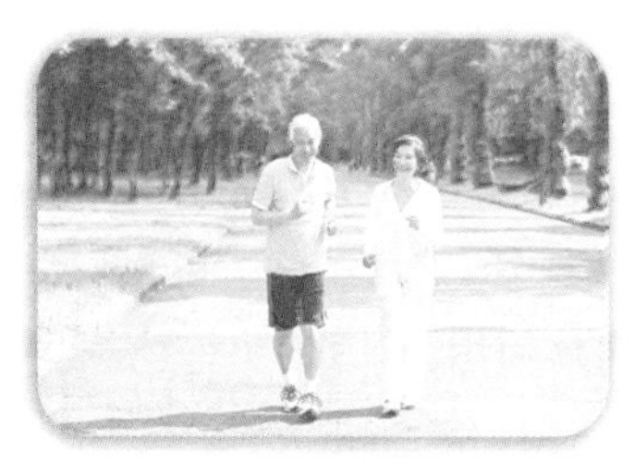

第三节 食盐与体重管理

一、每日进食食盐的标准

对于血液透析病友来说，血液中的钠离子浓度越高，也就是摄入的食盐量越多，越易产生口渴感，从而增加饮水量，体重也会随之增长。对于钠的摄入量，每日不能超过 100 mmol，换算成食盐差不多是 3～5 g。

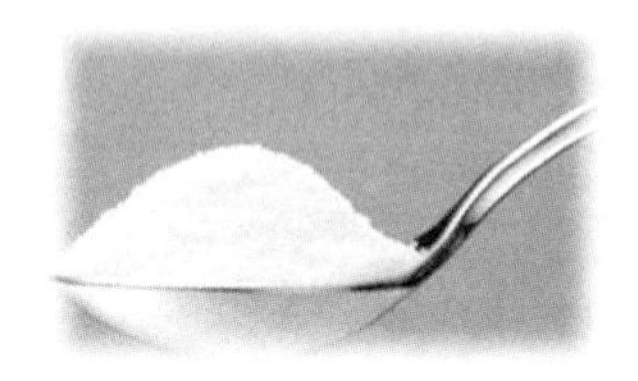

如果一天内的总盐量小于 3 g，基本上饭菜是没有什么咸味的。但是除了食盐里有钠，味精、酱油、咸菜、咸肉、酱豆腐、黄酱、蜜饯、果脯以及外购食品中钠含量也是很多的。不要怕吃盐少了会引起低钠，其实大部分食物中都含有钠，足够身体使用。

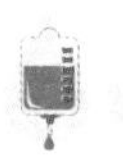

二、摄入食盐量的称量

（一）精确测量法

维持性血液透析病友每日食盐摄入量标准为 3～5 g。

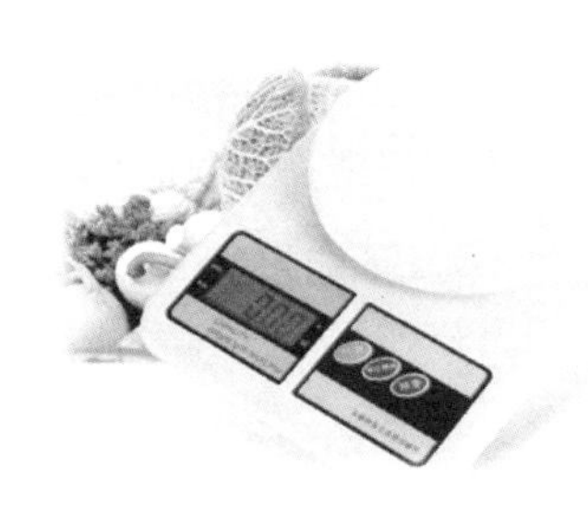

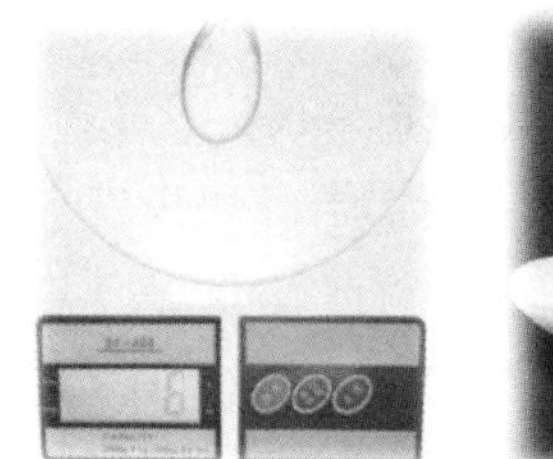

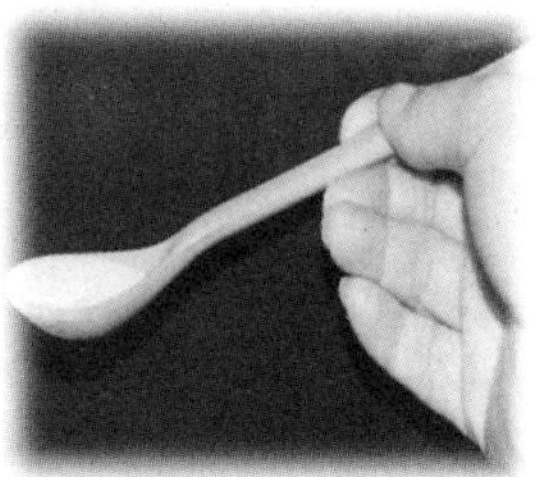

（二）控盐勺法

现在一些超市有限盐勺出售，一般有 2 g、5 g、6 g 等种类。

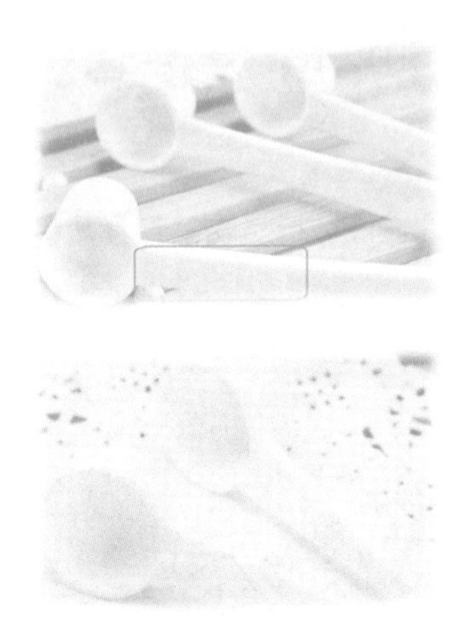

（三）粗略估算法

如果家中没有厨房专用秤和控盐勺，可以选择啤酒盖或可口可乐瓶盖估量食盐的量。一个啤酒瓶盖，去除橡胶垫后装满抹平可以盛 6 g 食盐。可口可乐一瓶盖，大约可以盛 10 g 盐。在此说明一下，《中国居民膳食指南（2016）》建

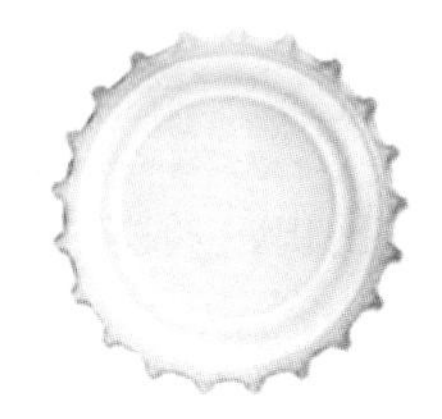

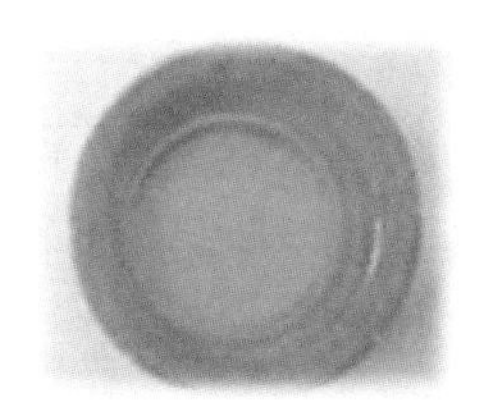

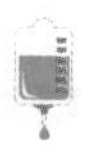

议，健康成人每天食盐不超过6 g，即每人每天吃盐不要超过抹平的一个啤酒盖。

三、熟悉又陌生的酱油

酱油俗称豉油，主要由大豆、小麦、食盐经过制油、发酵等程序酿制而成的。酱油的成分比较复杂，除食盐的成分外，还有多种氨基酸、糖类、有机酸、色素及香料等成分。以咸味为主，亦有鲜味、香味等。它能增加和改善菜肴的味道，还能增添或改变菜肴的色泽。

但是需要注意的是酱油里到底含有多少成分的盐呢？官方给出的数据为1 g食盐约等于6 ml的酱油，所以大家在炒菜的时候就应尽可能地少放些酱油。如果酱油量超过15 ml，也就意味着多放了3 g食盐（透析病友每人每天的标准食盐摄入量只有3～5 g！）

常用生抽标准份中含钠量的比较

序号	品名	种类	每份/ml	含钠量/mg
1	海天金标生抽	生抽	15	1 062
2	海天味极鲜酱油	生抽	15	955
3	李锦记薄盐生抽	生抽	15	722

（续表）

序号	品名	种类	每份/ml	含钠量/mg
4	欣和六月鲜特级酱油	生抽	15	825
5	海天鲜味生抽	生抽	15	1 014

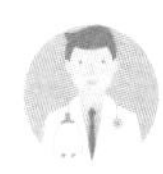

科普小讲堂

1 g 食盐约等于 6 ml 酱油如何计算得来?

1 g 食盐约等于 6 ml 酱油，如何计算得来？这是一个简单的计算过程：NaCl 的分子量＝58.44 g/mol，即 1 mol 的 NaCl 为 58.44 g。1 g 食盐含钠量为 22.99/58.44＝0.393 4，即 393.4 mg 钠。每份酱油 15 ml 含钠量为 1 062 mg，$X/15\ ml=393.4/1\ 062$；$X=5.56\ ml$，所以 1 g 食盐约等于 6 ml 酱油。

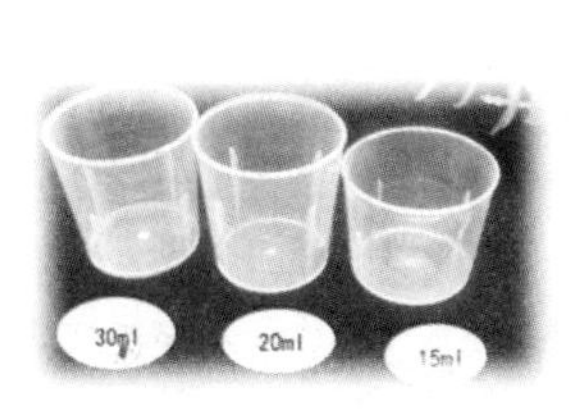

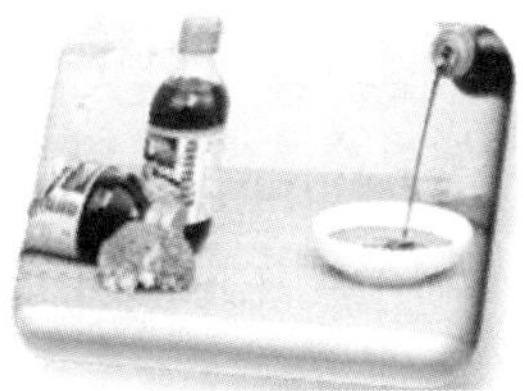

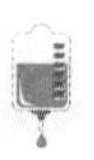

第四节 口渴了,怎么办

由于长期慢性透析病友大部分是少尿或者无尿的,如果大量饮水又不能及时通过透析排出体内多余的水分,就会引起容量负荷过重,增加心血管的负担,出现高血压、心力衰竭、水肿及透析不充分等后果。此时,难以忍受的口渴感与严格限水成了摆在透析病友面前一对尖锐的矛盾。

口渴症状广泛存在于维持性血液透析病友群体,并且严重影响其生活质量。因此,越来越受到广大透析工作人员的关注。研究发现大约有30%的维持性血液透析病友会出现严重的口渴症状。

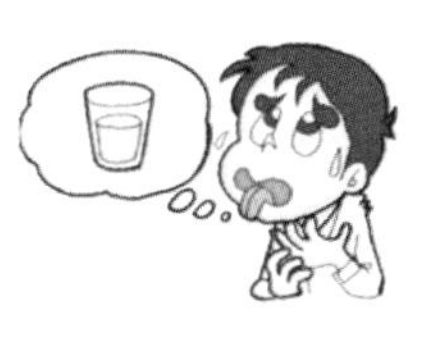

一、口渴的原因

口渴的感觉是机体对水需要的一种极为重要的保护性生理机制。当机体缺水时,血浆和细胞间液的渗透压升高,下丘脑视前区渗透压

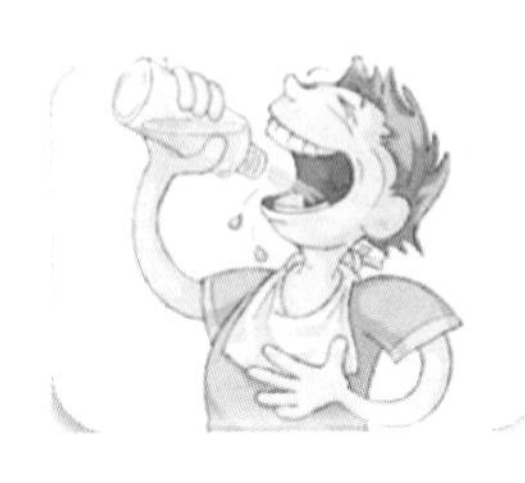

感受器受到刺激，兴奋传到大脑皮质，引起口渴反射而饮水。

渴感中枢位于下丘脑，在调节渗透压感受器的附近。主要有效刺激是血浆晶体渗透压。同时，渴感刺激也可引起抗利尿激素的释放，促使肾脏保留水分；反之，抑制渴感随即抑制分泌，引起水利尿。通常人身体内的总体液缩减1%～2%即可引起渴感。

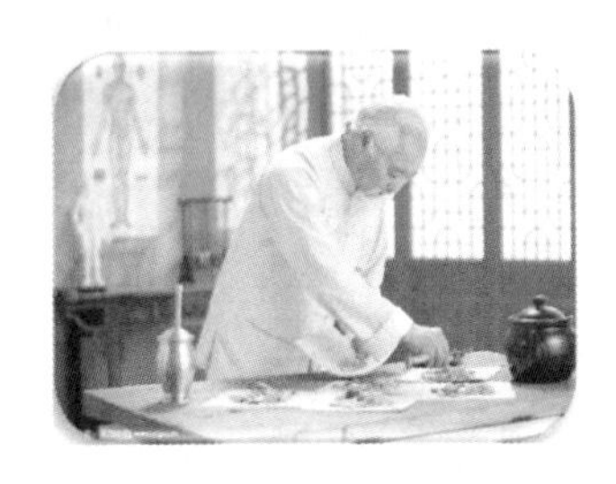

中医学认为口渴症可以归纳为阳虚、阴虚、湿阻、血淤、热盛五型，研究证实血液透析病友的口渴症以气阴两虚为主，其中肝肾阴虚证占血液透析病友中医学本证的33.3%。分析其原因可能是血液透析病友普遍存在肾元不足、肾气亏虚之象，加之病友透析前多有蛋白尿病史，

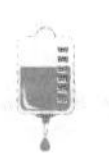

精微下注，加之饮食中蛋白摄入不足，造成营阴不足，阴液不足，不能制阳，虚火亢盛，灼伤津液；气虚运化无力，津液代谢障碍，不能上承于口，导致口渴。

二、解决口渴的良方

（一）技巧一——含化冰块，凉水漱口

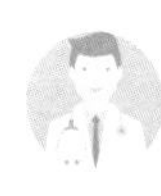
科普小讲堂

含化冰块，凉水漱口的解渴方法

可以将1～2块冰块放入温水中，然后在口渴的时候漱口，一方面能够湿润口腔，另一方面会能够使口腔产生短暂的口齿凉快感，达到解渴的目的。注意水的温度不可过低，应在10～20℃。

口渴时，不要大口大口地喝水，可以口含水，1～2 min后吐出，反复多次漱口会减轻口渴感，既减少水分进入体内，又能解决口渴感。

（二）技巧二——咀嚼口香糖

普通人的唾液量平均在0.3～0.5 ml/min，而至少在0.1～0.3 ml/min才不至于引起口腔

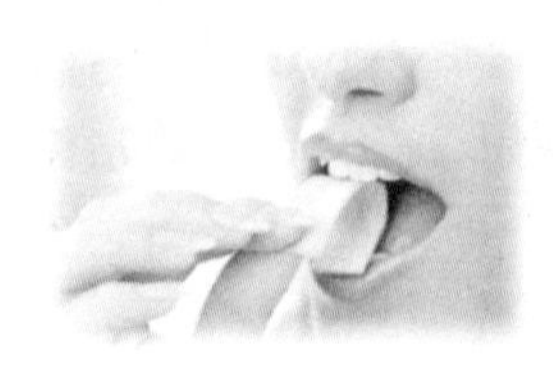

干燥。透析病友的唾液流量大大减少，较普通人减少 20%～55%，严重的病友甚至测不到唾液量。研究证明，咀嚼口香糖能够有效刺激唾液腺分泌唾液，明显地改善口干症状。

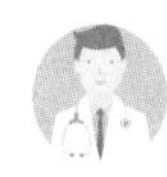

科普小讲堂

口腔干燥与唾液量减少的关系

唾液量减少是造成血透病友口腔干燥的主要原因之一。造成唾液量减少的原因有很多，

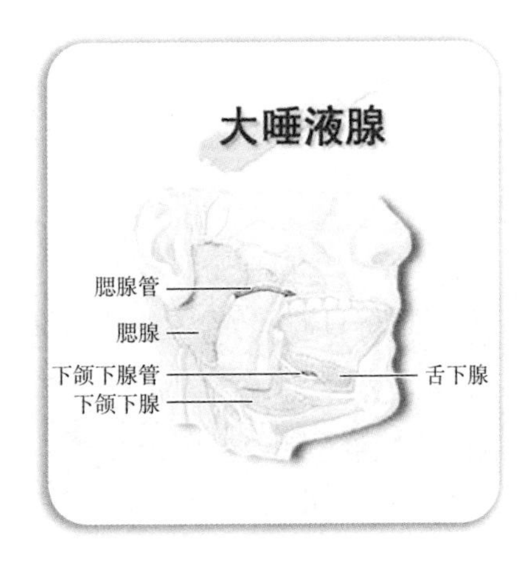

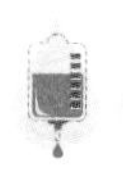

其中唾液腺纤维化及萎缩、药物的不良反应、摄入水分的限制和衰老显著降低了唾液量。

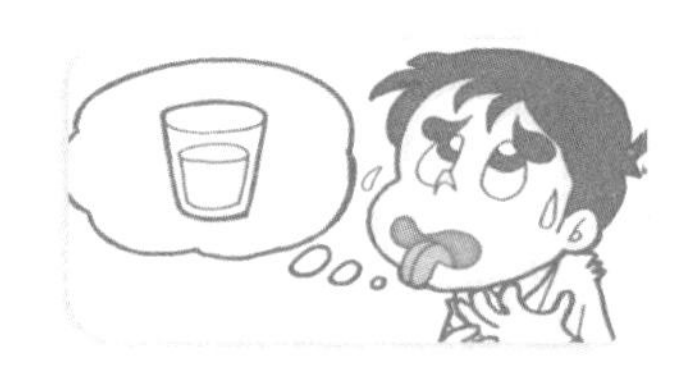

（三）技巧三——饮柠檬水

柠檬果皮可以生津解暑、开胃醒脾。其中的生津作用即指治疗口干、唇燥等症状。

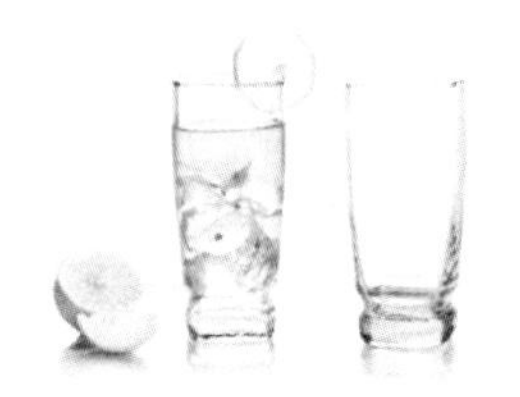

一杯柠檬水，清新酸爽的味道不仅让人精神一振，更可缓解口渴，令人胃口大开，但不要贪杯哦！

同时柠檬还富含维生素 C、维生素 B_1、维生素 B_2、糖类、铁等多种成分。

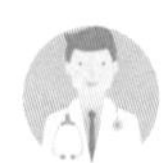

科普小课堂

柠檬水的正确泡法

(1) 将柠檬用硬毛刷彻底洗净，放进冰箱冷冻2小时。

(2) 切片(每个柠檬切15～20片)，放进密闭的容器中。

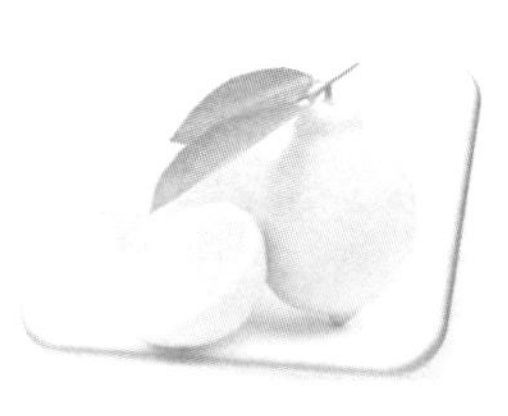

(3) 放入蜂蜜，加入凉开水淹没柠檬片，盖好容器。

(4) 置于冰箱中冷藏，隔天取出两片用温开水冲泡即可。

(四) 技巧四——穴位按压(建议在专业医师指导下进行)

穴位按压法包括对廉泉穴和翳风穴进行按压，持续3分钟，每周按压3天，共4周。按压力度以病友能承受的最大力度为标准。

(1) 廉泉穴定位在颈部前正中线上，结喉上方，舌骨上缘凹陷处。用指头压迫本穴位，可感觉到舌根。

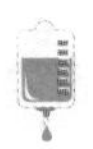

（2）翳风穴定位在颈部，耳垂后方，乳突下端前方凹陷中。

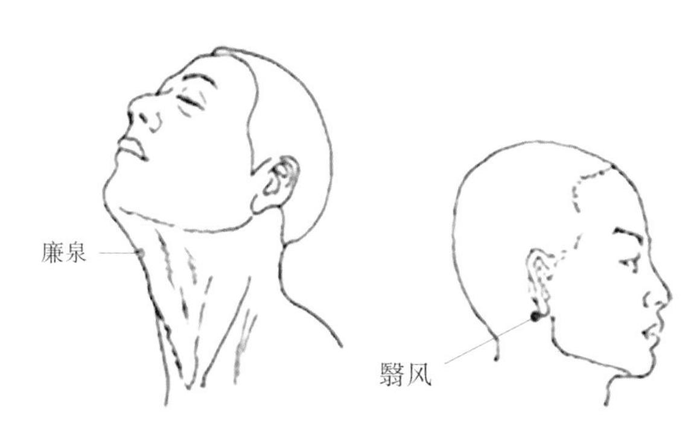

（五）技巧五——耳穴压丸法（建议在专业医师指导下进行）

耳穴压丸法又称耳郭穴区压迫疗法，最常用的药豆为王不留行籽。

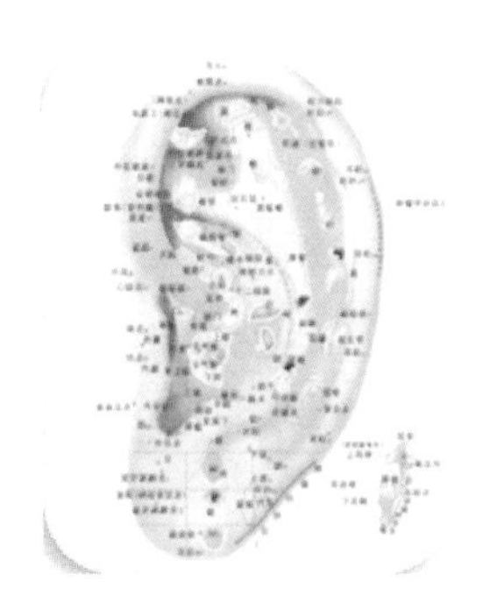

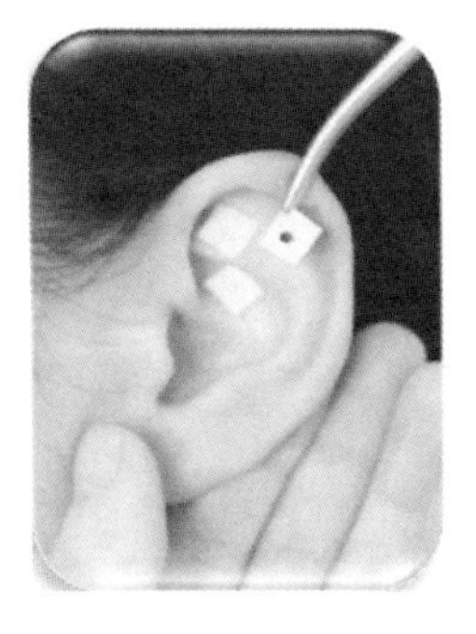

具体方法：用胶布将药豆准确地粘贴于耳穴处，给予适度的揉、按、捏、压，使其产生酸、麻、胀、痛等刺激感觉。

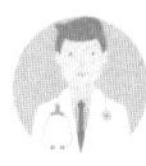

科普小课堂

耳穴压丸法

耳穴压丸法治疗口渴症是以耳穴的生物理论为基础、以口渴症的全身调节机制为切入点的临床研究，有科学依据和实用性。研究表明，耳针压丸法能明显改善透析病友的口渴症状。

耳穴是机体信息的反应点和控制点，通过刺激相应耳穴，能阻断病理性冲动传入，并调节其生理，从而使其病症减轻或消失，达到治疗的目的。

第五章　血透病友饮食管理

病友的话

“什么东西是高蛋白?”

“我没有吃橘子、香蕉啊,为什么这次化验钾这么高啊?”

“什么都不吃好了,什么都不让人吃,活着干吗啊?”

“按你说的吃东西,太麻烦了,又烫又涮的。享受一天赚一天。”

“护士说我贫血,我回家吃点红枣补补。”

尽管血液透析技术在不断提高,但维持性血液透析病友在接受血透期间仍普遍存在营养失衡的现象。有研究表明,维持性血液透析病友营养不良的发生率高达28.60%。越来越多的研究证明,营养状况是影响血液透析病友生存率和生存质量的重要因素之一，本章我们将带大家走近营养，合理调节饮食。

第一节　饮食不当与并发症的预防

近年来，维持性血透病友的营养状况越来越引起医学界的关注。营养不良可导致维持性血液透析病友出现一系列并发症，是影响血透病友生存生活质量的重要因素之一。

举个例子：

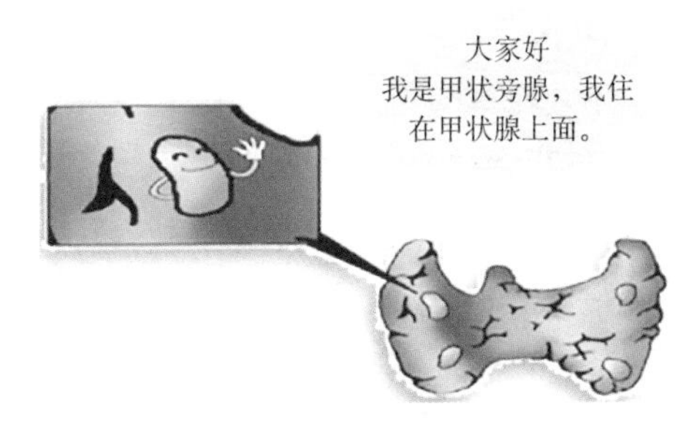

我妈说：我们兄弟四个属于内分泌系统的。我们和骨骼、肾脏联合协管血清钙（游离钙）的调节。听说我们分泌的多余甲状旁腺素（PTH）会被肾脏灭掉。

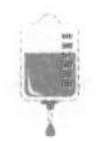

你妈知道的不少嘛，全部答对。我分配你们管理“钙×磷＝恒定值(30～40 mmol/L)”(人体内钙磷乘积为固定值)。当([Ca]×[P])＞40，则钙和磷以骨盐形式沉积于骨组织；若([Ca]×[P])＜35，则妨碍骨的钙化，甚至可使骨盐溶解，影响成骨作用。

当身体中磷升高了，随后就要通过 PTH 把钙降一降，才可能达到钙磷乘积的恒定。

搞定，我可以休息一下了。但是……

身体通过另一个途径通知 PTH：“身体里钙少了，你要把钙水平提升上来”。

我要去找钙，都别理我，我好忙啊！啊！啊！……

我太聪明了，啊哈哈哈。实在找不到，我可以求助“骨哥”啊。于是最最最严重的后果是：把骨钙稀释出来(肾性骨病的由来)，长此以往就有了骨质疏松。如果这样不断地循环……

为什么没人听我的话，是我太温柔了？太保守了吗？加大剂量试试。

反正“肾脏”最近情绪低落。

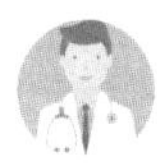

科普小课堂

钙在人体中的存在形式

钙在人体中的存在形式，包括结合钙和游离钙两种。严格来说，钙、磷乘积的钙是指游离钙，但是目前很难很精准地测到游离钙的含量。临床中抽血测的是总钙的量。

肾脏功能下降灭活不了多余的PTH，以至于PTH飙升（甲状旁腺亢进）。事实上，身体里也许并不缺钙，这些释放出来的钙太多，就会寻找“避难所”：沉积在皮肤上（钙磷沉积点）；附着在血管壁（血管粥样硬化）。

对了，钙离子还是心肌细胞的启动器，这下心脏也开始“兴奋”了（心律失常）……

通过这个例子想告诉大家，因为肾脏不可逆的损伤，如果没有控制好饮食，一旦微量元素的摄入和排出出现问题，会产生一系列的连带

效应。

您认为“吃”重要吗？可以用饮食控制的，就尽量不要麻烦“药”来帮助。

您说呢？

第二节　科学饮食

一、热量

充足的热量是改善营养状态的前提。透析病友必须摄入充足的热量，才能满足机体活动及治疗本身的需求，既可维持体重，也可避免蛋白质作为热原分解而产生更多的代谢产物，引起病情恶化。热量主要来自碳水化合物和脂肪。营养组成中，碳水化合物占60％～65％，5～6 g/kg；脂肪占35％～40％，1.3～1.7 g/kg。

是时候去了解食物营养表了，下面以常见食物图片列举进行介绍。

（一）热量的来源

碳水化合物（以粮谷类为主，占能量的50％～60％）和脂肪（占能量的35％～40％）。

如下图所示：25 g 粮食或蔬菜所含蛋白质、碳水化合物以及热量(1 kcal＝4.18 kJ)。

蛋白质2 g，碳水化合物20 g，热量90 kcal

25 g

粳米 小米 糯米 高粱米 玉米渣 面粉 玉米粉 混合面粉 燕麦片

各种挂面、龙须面 绿豆、红豆、干扁豆 干粉条、干莲子

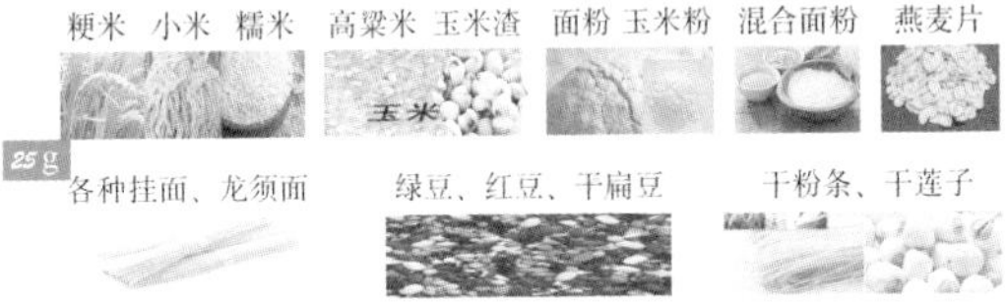

如下图所示：35 g 粮食或蔬菜所含蛋白质、碳水化合物以及热量(1 kal＝4.18 kJ)。

蛋白质2 g，碳水化合物20 g，热量90 kcal

35 g

烧饼 烙饼 馒头 窝窝头 咸面包 生面条、魔芋生面条

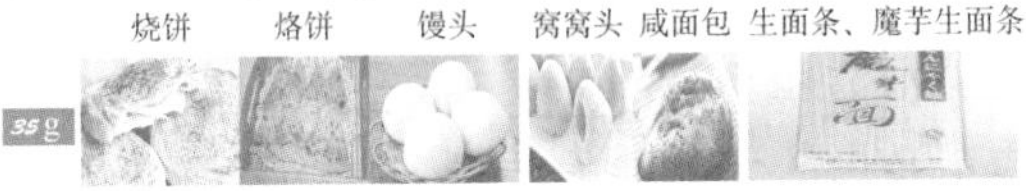

(二) 摄入技巧

技巧一	当进食量减少时，可适当增加一些食糖或植物油以增加热能，满足身体基本需要
技巧二	尽量多食用含热量高而蛋白质相对低一些的食品。如土豆、白薯、山药、芋头、藕、荸荠、南瓜、粉丝、藕粉、菱角粉等
技巧三	绝对不可以米饭、馒头吃到饱(因为水分多)，可以以低蛋白淀粉补充。如小麦淀粉、玉米淀粉、土豆淀粉、红薯淀粉等

二、蛋白质

病友问："住院的时候，护士让我控制蛋白质食物，到你们血透室又让我吃蛋白质食物。你们能不能统一一下意见啊。"

现在让我们看一下下面的图示

充足的优质蛋白质食物

低蛋白质饮食 —进入透析→ 高蛋白质饮食

非透析阶段	透析阶段
· 肾衰–毒素排不出 · 低蛋白质饮食降低代谢废物（尿素、肌酐等） · 减轻肾脏负担，延缓肾病进展	· 透析–协助排毒 · 每次透析，随透析液丢失部分蛋白质（10~30 g） · 应当增加蛋白质食物摄入，维持氮平衡，避免造成营养不良

当进行血液透析后，每次透析，随透析液丢失蛋白质为 10～30 g，此时蛋白质需要量大大增加。因此，血透病友每日蛋白质摄入量应达到 1.2 g/kg 体重为宜。同时应以优质蛋白质食物为主，食物中应富含必需氨基酸，如各种瘦肉、鱼、蛋等。保证优质蛋白质占总蛋白质的 2/3 以上。

（一）蛋白质来源

鸡皮、鸭皮等含脂肪较高，尽量少吃或者不吃。

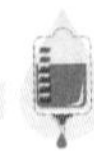

P:9 g；F:6 g；E:90 kcal(1 kcal=4.18 kJ)；(P：磷，F：脂肪，E：能量，C：碳水化合物)

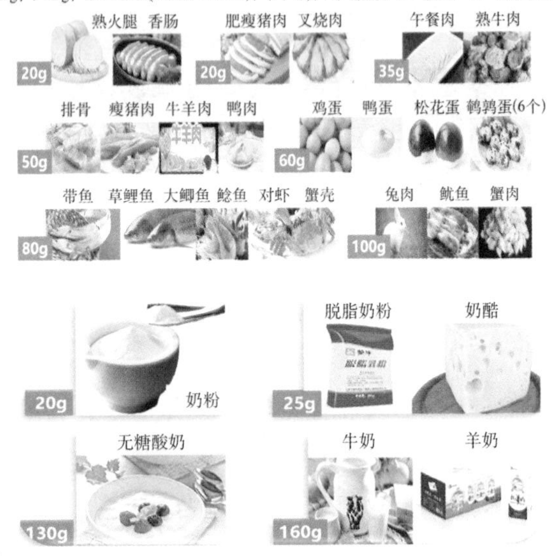

(二) 摄入技巧

高生物学价值蛋白：食物蛋白中氨基酸被利用的越多，生物学价值越高。

常见食物的生物学价值			
全蛋	100	小麦	59
人奶	100	粳米	67
牛奶	95	玉米	49
肉	75	土豆	71

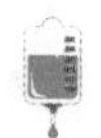

（续表）

常见食物的生物学价值			
大豆	74	全蛋和小麦	118
蛋>奶、肉；大豆>植物淀粉>蔬菜和水果			

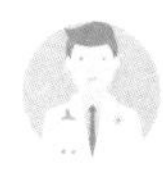

科普小课堂

痛风患者能不能吃豆类？

豆类[黄豆和黑豆（植物蛋白里唯一的优质蛋白质）]蛋白质含量高，减少肾动脉粥样硬化程度。吃适量的豆制品没有问题，豆子在研磨后制成豆腐及豆制品的过程中，已经大大减少了嘌呤的含量。

蛋白质摄入要点	
富含钙的食物	牛奶及食用乳制品（如奶酪），豆制品，虾皮，软骨，甘蓝或莴苣等绿叶蔬菜等
富含维生素D的食物	鱼肉、奶油、动物肝脏、牛奶
导致钙质流失的因素	酗酒、吸烟、嗜饮咖啡、高盐、高蛋白质的炸鸡、汉堡
妨碍钙质吸收的食物	汽水、可乐

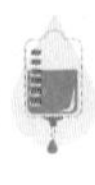

三、钾的控制

饮食中摄入钾比肾脏排泄钾的含量高，则易导致高钾血症(高危人群)。高钾血症的危害包括神经肌肉方面表现：四肢乏力，手足及口周感觉麻木等。心脏方面表现：心跳缓慢、心室纤颤、心脏骤停。

饮食控制：严格控制钾摄入量，预防高钾血症。每日摄入量 2～3 g。

(一) 常见高钾食物介绍

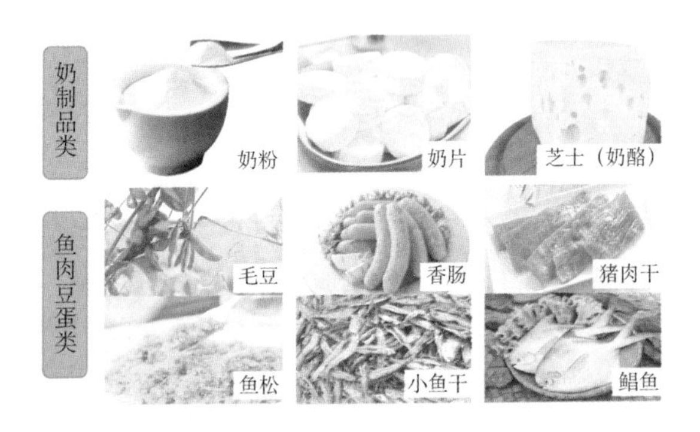
奶制品类
奶粉
奶片
芝士（奶酪）
鱼肉豆蛋类
毛豆
香肠
猪肉干
鱼松
小鱼干
鲳鱼

根茎类植物含钾高；颜色越深的蔬菜钾含量越高。

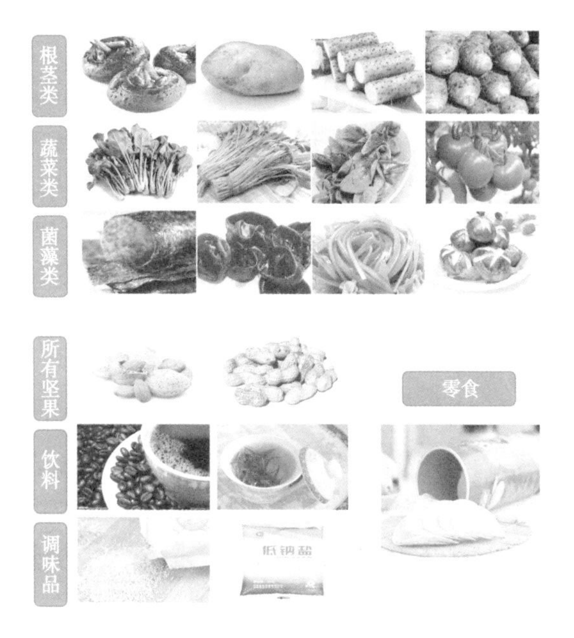

（二）含钾量相对较低的食物(对比蔬菜类颜色区分含钾量)

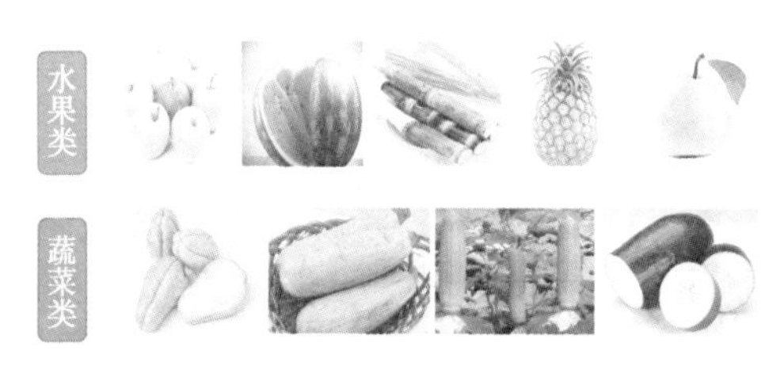

含钾量低的食物，如果进食过量，同样可以引起高钾血症！

（三）去钾小技巧

蔬菜可以浸泡半小时以上或水煮 3 min 再烹调，可减少摄入钾含量的 1/2～2/3。根茎类应去皮，切成薄片，用水浸泡 1 天，不断更换水，可减少钾含量的 1/2～2/3。水果可以加糖水煮后弃水，食果肉，可减少钾含量的 1/2。超低温冷藏食品比新鲜食品含钾量减少 1/3。

四、磷的控制

有研究发现，控制高磷饮食不能改善血液透析病友的生存质量，甚至增加病死率，部分原因是低磷饮食可能导致营养不良。磷主要存在于富含蛋白质的食物中，限制含磷的食物势必导致蛋白质摄入不足，从而影响病友的营养状况，并带来不良预后。《改善全球肾脏病预后组织指南》建议低磷饮食，这也是降低血磷水平的一线治疗方式。

（一）高磷食物

磷含量 300 mg/100 g 食物

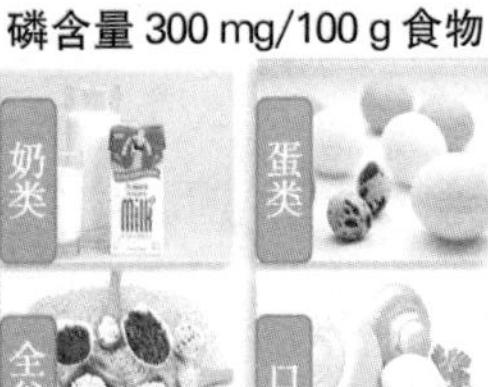
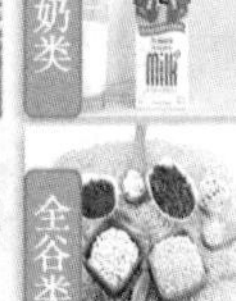
 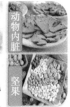

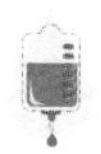

(二) 低磷食物

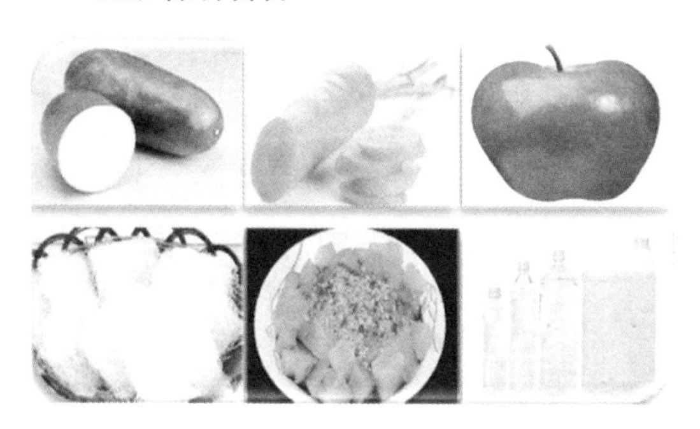

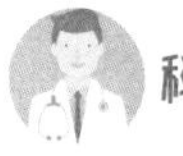
科普小课堂

食物中磷的存在形式

食物中磷的存在有3种形式,它们在肠道的吸收率也不同。天然食物中多为有机磷,吸收率低;食品添加剂中的磷为无机磷,吸收率高。建议磷摄入量控制在800～1 000 mg/d。因此要尽量不吃含有添加剂的食物,学会查看配料表也非常重要。

五、钠的控制

透析病友应少吃高钠食物,尽量避免外餐,要知道味精是由钠组成的。平时调味可选择用葱姜蒜等代替。

限钠的重要性：限盐 3～4 g/d

5～6 ml 酱油＝1 g 盐

尽量不使用味精，可用葱姜蒜调味

1.5～2 g 味精＝1 g 盐

（一）清淡饮食

清：食物的食材新鲜，避免腌制食品。淡：食盐少、禁辛辣调味品。酸、辣可以掩盖咸味，可食用新鲜辣椒熬制的辣酱。腌制的辣椒酱含食盐较多，不可选择。

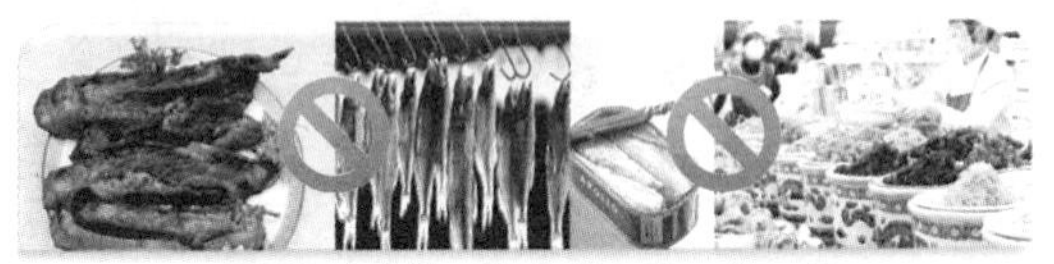

烹调方法宜炖、烩，避免炸、烤、煎

（二）天然食物或食物制作过程中含钠量

食物种类	钠盐含量(g/每 100 g 食物)
米、面、蔬菜、水果	0.05
馒头、烙饼、面包、饼干	0.05～1.5
生鱼、肉类	0.18
熟肉制品	1.5～2.5
炒坚果如花生、瓜子类	约为 0.5

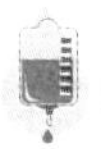

（续表）

食物种类	钠盐含量(g/每 100 g 食物)
豆制品类	1.5～3
咸菜类	约为 16

（三）控钠小技巧

避免食用含钠高的加工食物	
调味品	食盐、味精、酱油、蚝油
酱制品	辣椒酱、豆瓣酱、番茄酱、色拉酱等
盐腌制品	咸鱼、咸菜、榨菜、梅干菜、腌肉、腐乳
罐头食品	鱼肉类罐头、火腿、红肠、皮蛋、方便面
零食、干货	各种坚果、爆米花、薯片、蜜饯、干酪、奶油、紫菜、海带
有小苏打加工的食品	油条、发面、浆肉、泡发海鲜

调整烹饪方法	
新鲜食材	享用食品本身所特有的鲜味
天然调味品	葱、姜、蒜、辣椒、芥末、洋葱、五香、肉桂、花椒、香菜、柠檬等使食物有其他风味
不含钠调味品	白糖、白醋调整口味
后放盐法	炒菜起锅后加入盐，凉拌菜吃时蘸盐

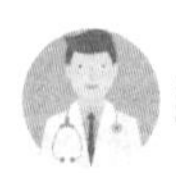

科普小课堂

为什么透析后一般会要求进食?

虽然血透时病友躺着不动,但是身体的消耗堪比在跑“马拉松”!因为透析器不像肾脏有“温度”、有“思想”,它可是“六亲不认”,只要血管里的物质有能力溜出去,它就会睁一只眼闭一只眼立刻放行,也就是说,透析不只是把体内的毒素排出体外,同时也会带走许多的营养物质。所以要多吃精蛋白食物,补充高热量,尽快恢复元气,为来日再战做储备。

第三节　慢性肾病并发症的饮食管理

一、肾性骨病饮食指导

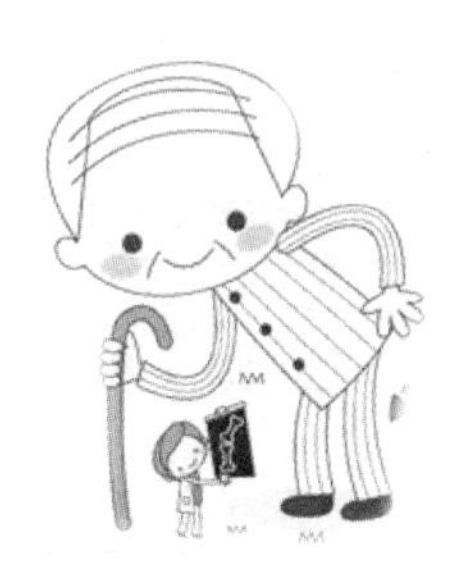

肾性骨病也称肾性骨营养不良,是由于肾衰竭病程进展中导致的骨代谢紊乱。患者出现骨关节疼痛、步履蹒跚,重者可发生骨折或畸形。实验室检查大多

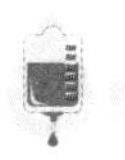

有低血钙、高磷血症，还会有甲状旁腺素（PTH）及降钙素（CT）升高。治疗一般补钙，服用磷结合剂，饮食上注意忌高磷食物。

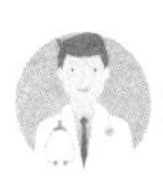
科普小课堂

血透病友勿食高磷食物的原因

（1）排磷困难。

（2）因尿毒症病友低血钙比较常见，高磷血症时，大量的补充钙盐会产生较多的磷酸钙，导致软组织钙化。

低磷饮食指导：磷的摄入量为500～800 mg/d。含磷高的食物：乳制品、糙米、全麦面包、绿豆、黑豆、赤豆、坚果类、花生、腰果、动物内脏、蛋黄、巧克力、肉松等。相对低磷的食物：鸡肉、冬瓜、白菜、西红柿、胡萝卜、苹果、梨。

二、高血压肾病饮食指导

原发性高血压如血压控制不佳，随着病程的进展会引起肾小动脉粥样硬化的病理改变。起初尿液检查有尿浓缩障碍、低密度尿，最终发展为终末期肾病（又称尿毒症）。

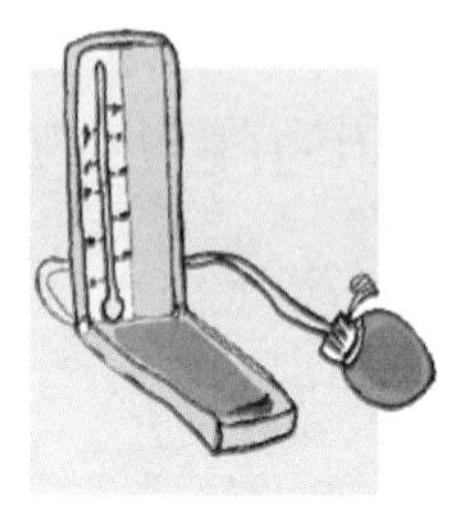

尿毒症患者血压控制不良是引起心脑血管并发症的高危因素。降压须规律服用降压药物，饮食原则是保证充足的热量摄入，低盐、低脂、优质低蛋白质饮食，补充维生素。

饮食注意事项

(1) 体重。透析间期体重增长控制在干体重的3%～5%。总热量摄入：60岁以上每日在30～35 kcal/kg；60岁以下35～40 kcal/kg。总热量的摄入还应根据实际情况调整，如病友运动量较大，那他的热量摄入应多一些，可以是40 kcal/kg；如果是卧床的病友，热量摄入应少一些；肥胖者热量摄入也要少一些。

(2) 水分。每日食物中水分1 000 ml，包括牛奶、果汁，饮水量300 ml，最大摄入量不超过前一天尿量+500 ml。

(3) 盐。每日摄入的食盐量在3～5 g左右，严重水肿、心功能不全或严重高血压时，应限制在3 g以内。忌咸菜、泡菜、酱菜、咸肉、紫菜、火腿等。

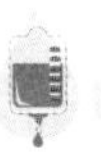

(4) 脂肪。每日摄入脂肪 40～60 g,胆固醇<300 mg,植物油应占 30 g 以上,因植物油中含不饱和脂肪酸多,可吃一些鱼类,少吃动物脂肪。

(5) 蛋白质。一般每日摄入蛋白质 1.2 g,以优质蛋白质食物为主,占 50%以上,忌食动物内脏、蛋黄等。

(6) 避免饮浓茶,戒烟戒酒。

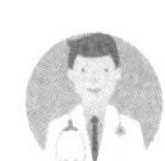
科普小课堂

什么是优质蛋白质食物?

优质蛋白质食物是指必需氨基酸含量高的食物,以动物蛋白质为主,植物蛋白质中必需氨基酸含量少。因此,粳米、白面等富含植物蛋白质的主食应保证每日的热量,不宜多吃。豆类和豆制品中所含必需氨基酸比谷物和蔬菜多,但含磷也高,可适量吃一点。

三、糖尿病肾病饮食指导

糖尿病肾病是糖尿病最常见的并发症之一,是糖尿病过程中各种代谢异常引起的微血

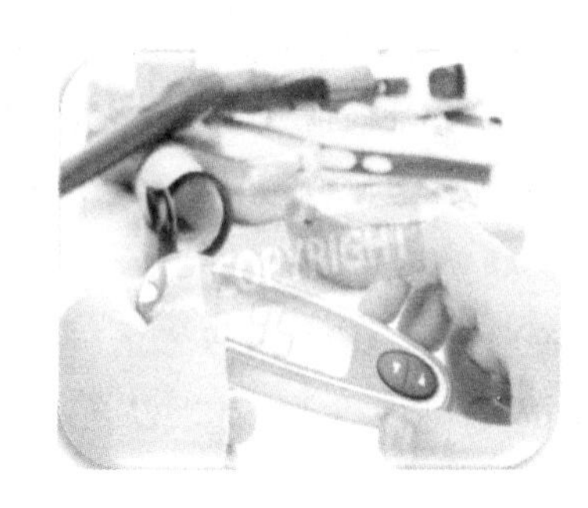

管病变，从而引起一系列肾脏病变。糖尿病肾病的饮食治疗有其特殊性，须兼顾糖尿病和肾病。糖尿病肾病透析病友无须严格控制饮食，可参照透析病友的能量摄入，予以低盐、低脂、优质低蛋白质饮食，适当补充维生素。

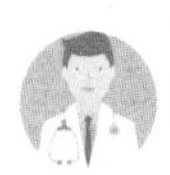

科普小课堂

糖尿病肾病病友血糖控制的重要性

(1) 血糖持续升高，会诱发脂肪、胆固醇代谢障碍，加重肾脏负担，引起进一步的并发症。

(2) 血糖高的病友会大量饮水，以便糖分能够以尿液的形式排出体外，但尿毒症病友尿量减少或无尿时，饮水过多就会使透析间期体重增长过多或导致身体水肿。

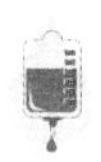

饮食注意事项

(1) 总热量。每日摄入的总热量按照透析病友标准,每日 30～35 kcal/kg,肥胖病友按照标准体重计算每日摄入量。标准体重(kg)＝身高(cm)－105。

(2) 碳水化合物。每日碳水化合物的摄入量占总热量的 55%～60%。糖尿病肾病病友宜多吃粗纤维食物,如玉米面、高粱面、荞麦面,可以减慢糖的吸收;降低血糖和血脂;保持大便通畅,促进体内毒素的排出。适宜食物:米饭、面、玉米面、高粱面、荞麦面、小米、芸豆、薏仁米、黑米等。忌食食物:甘薯、番薯等。

(3) 蛋白质。每日摄入蛋白质 1.2 g。应选择优质低蛋白质饮食,包括牛奶、鸡蛋、鱼虾、瘦肉、牛肉、豆类、豆制品等。忌食的蛋白质食物:动物内脏、蛋黄、鱼子等。

(4) 维生素、纤维素。进行适当地补充,主要来源是蔬菜和水果。尿毒症病友不能多吃水果,含水分、糖分太多,且水果中含磷、钾成分较高,每天水果总量不超过 200 g,最好在午餐、晚餐时吃。适宜水果:苹果、芒果、草莓、黑莓、木瓜、石榴等,若病友血钾高则不宜多吃这些水果。适宜蔬菜：茄子、洋葱、番茄、花椰菜、西兰花、白菜、甘蓝、豆芽、豆角、生菜、四季豆、扁豆。

（5）脂肪。每日摄入脂肪40～60 g，以植物油为主，少吃动物脂肪。

（6）高钾食物。应少吃，以免高钾血症诱发代谢紊乱。含钾高的蔬菜：苋菜、空心菜、海带、竹笋、山药、香菇等。含钾高的水果：香蕉、西瓜、橘子等。

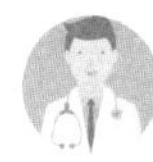

科普小课堂

糖尿病肾病病友建议的饮食方案举例

某病友，50岁，身高175 cm，干体重81 kg，每周透析3次。

该病友属于超重范围，他的标准体重＝175－105＝70 kg

总热量30～35 kcal/kg，按公式计算70×(30～35)＝2 100～2 450 kcal

每日三餐分配见下表：

食物类别	早餐/g	午餐/g	晚餐/g	总量/g
谷薯类（主食）	100	150	150	400
蔬菜、水果类	√	√	√	500

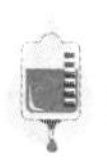

（续表）

食物类别	早餐/g	午餐/g	晚餐/g	总量/g
肉类、鱼类		√	√	100～150
蛋类	√			60
奶制品	√			250
油脂类		√	√	20

四、老年病友饮食指导

维持性血液透析的老年病友无须严格限制饮食，以免造成营养不良。饮食应清淡、柔软、易消化，低脂、少盐、能量足；补充维生素，根据病情补充矿物质和微量元素如铁、锌。

（1）总热量。每日 30～35 kcal/kg，老年病友应少食不易消化的糯米和粗纤维食物。

（2）碳水化合物应占总热量的 70%。

（3）蛋白质。老年透析病友无须严格控制蛋白质摄入，一般每日摄入蛋白质 1～1.4 g，以优质蛋白质食物为主。

（4）其他。老年透析病友低磷饮食也很重要。

第四节　教您查看配料表

各位病友在购买食物时应关注一些细节，比如鸡精是含钠的，也就我们生活中的“盐”。

问：为什么要强调盐？鸡精又不是盐。

答：如果您这么想，那就大错特错喽。告诉你一个关于盐的定律：“**1.5～2 g 味精＝1 g 盐，5～6 ml 酱油＝1 g 盐**”，而病友每天食用盐应**控制在 3～4 g**，鸡精和盐是不是有联系呀。

病友们要学会看产品的配料表，就跟看它们的有效期一样重要。本节内容会把强调部分圈出来，希望病友们通过学习以下内容，举一反三掌握各种产品配料表的查看方法。

> 注意：
>
> (1) 以下举例均是在忽略水分的情况下，查看所购产品的微量元素。画圈的部分是购买时需重点参考对象。
>
> (2) 所举例子是根据临床观察病友治疗时所带产品的喜好，进行随机抽取分析。

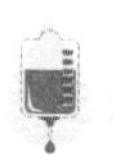

1. 味精、鸡精等调味品

产品详情

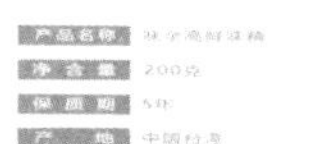

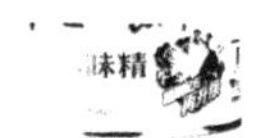

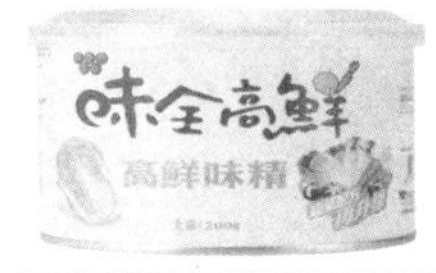

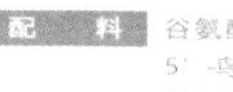

配　　料 谷氨酸钠、5′-肌苷酸二钠、5′-鸟苷酸二钠、结球白菜粉、萝卜粉、胡萝卜粉、香菇粉

温馨提醒 本品含农产原料，色泽些微差异属于正常现象，请放心使用。

营养元素成分表	每100g	营养素参考值%
能量	1159KJ	14%
蛋白质	44.7g	75%
脂肪	0g	0%
碳水化合物	23.5g	8%
钠	11400mg	570%

2. 绿茶

配料表有钠、磷，所以尽量不要食用，应选择无磷产品。

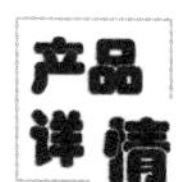

产品名称	统一绿茶
净含量	500ml
保质期	12个月
产　地	中国

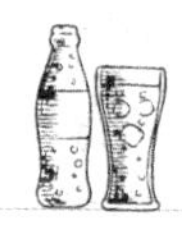

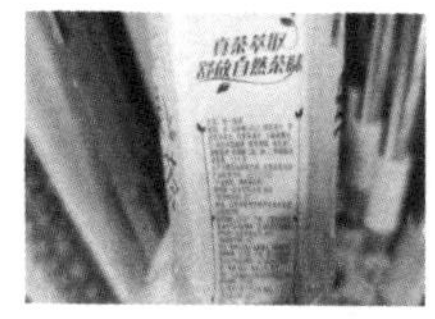

配　　料 水、白砂糖（4%）、绿茶茶叶、茉莉花茶叶、乌龙茶茶叶、六偏磷酸钠、D-异抗坏血酸钠、食用香精、维生素C、碳酸氢钠、焦磷酸二氢二钠、三聚磷酸钠

3. 橙汁

营养成分表显示蛋白质为0，含有钠盐。

乐天粒粒橙水果饮料

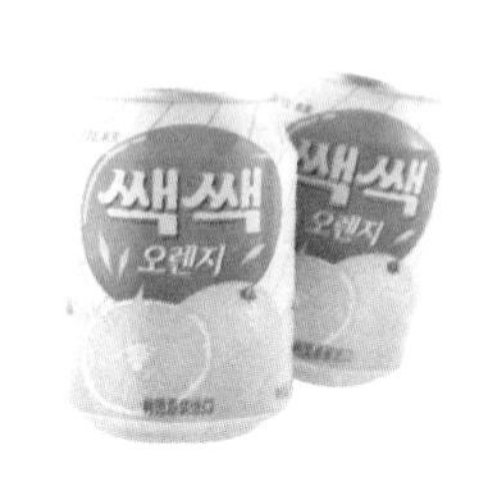

规　格：238ml/罐

产　地：韩国

贮　存：阴凉干燥处，避免阳光直射，开封后请加快食用。

配　料：水，柑橘颗粒，果葡糖浆，橙浓缩汁，柠檬酸，羟甲基纤维素钠，维生素C，食用香精。

项目	能量	蛋白质	脂肪	碳水化合物	钠
每100ml	217KJ	0g	0g	12.7g	16mg
NRV%	3%	0%	0%	4%	1%

4. 可口可乐

含有磷酸，简单说，只要有“磷”字，必含磷。

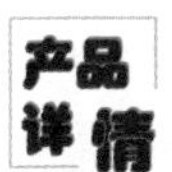

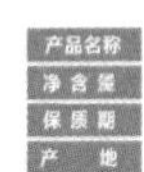

可口可乐
500ml
6个月
中国

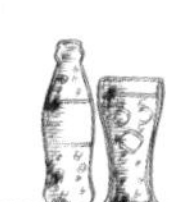

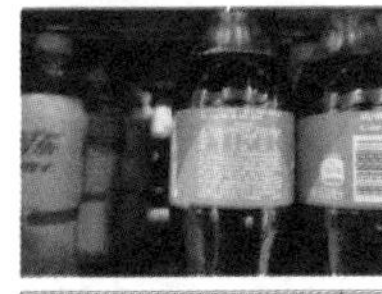

配　料　水、果葡糖浆、白砂糖、食品添加剂（二氧化碳、焦炭色、磷酸、咖啡因）、食用香精

营养元素成分表	每100g	营养素参考值%
能量	180KJ	14%
蛋白质	0g	0%
脂肪	0g	0%
碳水化合物	10.6g	4%
糖	10.6g	
钠	12mg	1%

5. 加多宝

从配料表看，是放心产品。

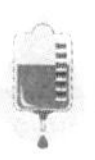

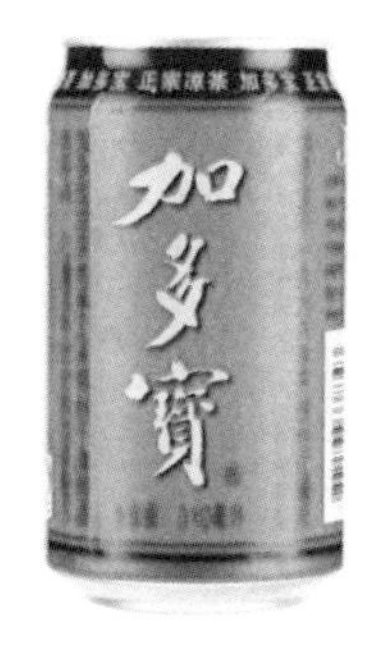

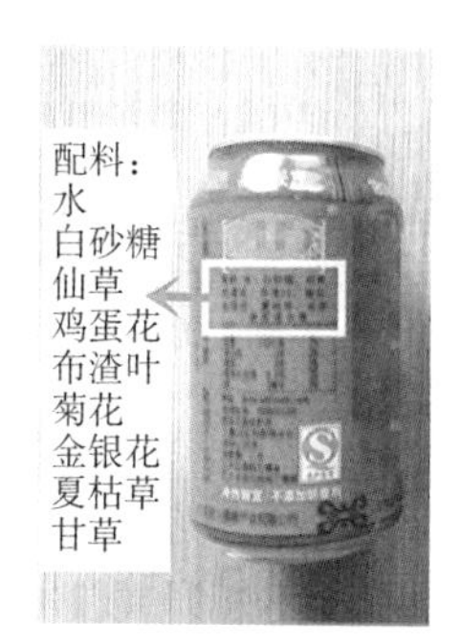
配料：
水
白砂糖
仙草
鸡蛋花
布渣叶
菊花
金银花
夏枯草
甘草

以上只是做个示范（基本上所有真空包装的保质期半年的产品，都有磷或盐的存在，慎入），希望广大病友能避开食物中隐藏的“杀手”。

第六章　血透病友常用药管理

病友的话

“血压正常了降压药还要一直吃吗?‘是药三分毒’,我吃的药已经够多了,能不吃就不吃。”

“为什么要控制血磷,血磷高有多大的危害?”

“补个钙片医生还要隔三岔五给我验血,太浪费我的血了!”

“药补不如食补,我多吃点补血的食物,不要打促红素,太疼了。”

血透病友除了坚持进行常规透析外,还需配合规范用药,才能取得良好的效果。本章将为大家介绍常用药物的使用,以帮助大家正确用药。

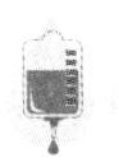

第一节　降压药

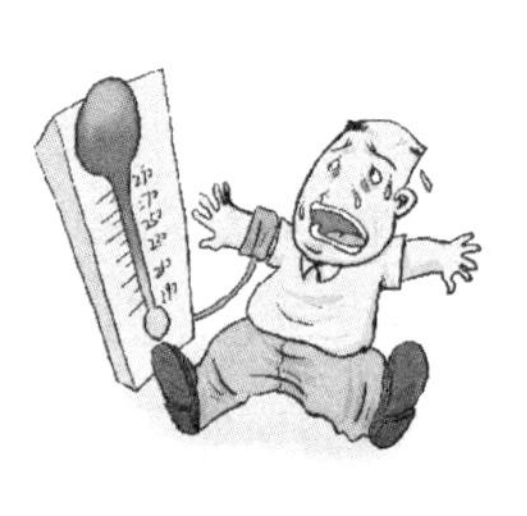

有些病友服用降压药很随意，甚至经常忘记服药，直到出现头晕、头痛等不适症状时才想到服药；有的病友认为自己血压控制住了就自行减药甚至停药。以上做法都不正确，非但血压控制不好，长期还会导致心、脑等重要器官严重损伤。

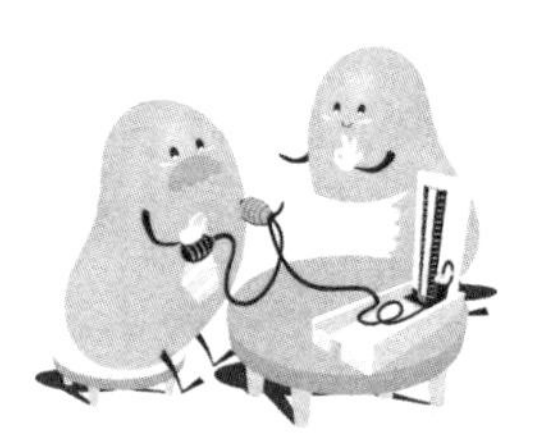

透析病友降压治疗首先是要达到真正的干体重，把容量因素控制好。在此基础之上，如果血压仍然控制不佳，则需要服用一些降压药物。

高血压用药时刻铭记：①谨遵医嘱；②坚持用药；③按时定量。切勿乱停滥服，如果停药一段时间，药物作用消失，血管病变还存在，血压又会逐渐升高。一般勿睡前服药，如在睡前服

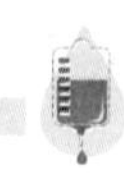

用,2 小时后正值药物高效期,血压大幅下降,血流缓慢,容易引起脑卒中(中风)、心肌梗死等。

经常测量血压,根据透析的时间和季节,由医生调整用药。比如上午透析,早上降压药物就要减量或不用;冬天血管收缩、血压升高明显,需要加大剂量等。如果发现血压仍然偏高,请尽快告诉医生,调整降压药物或改变透析方案。

临床常用的降压药物有哪些?

1. 钙通道阻滞剂

代表药物:各种"地平",如硝苯地平片。此类药物有短效(硝苯地平)和长效药(氨氯地平、络活喜)。治疗时应尽可能按个体情况用药,短效药物从小剂量开始服用,一般起始剂量 10 mg/次,如果病情紧急,可嚼碎服或舌下含服 10 mg/次。根据病友对药物的反应,每隔 4～6 小时增加 1 次,每次 10 mg。长效药物可平稳控制 24 小时血压的同时并不增加心率,能降低心血管的风险,有较好的防止脑卒中、血管性痴呆和抗动脉粥样硬化作用。

主要不良反应:由于扩张血管引起头痛、面红和踝部水肿,心率加快,还可出现乏力和胃肠

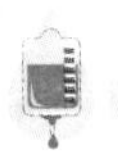

反应。

2. 血管紧张素转化酶抑制剂(ACEI)

代表药物：各种“普利”，如卡托普利(开博通)、依那普利(悦宁定)、贝那普利(洛丁新)、福辛普利(蒙诺)等。有器官保护作用，适用于糖尿病肾病病友。本药宜空腹服用。

主要不良反应：刺激性干咳，此外还有增高血钾，与保钾利尿剂合用时尤应注意检查血钾。

3. 血管紧张素Ⅱ受体拮抗剂(ARB)

代表药物：各种“沙坦”，如缬沙坦(代文)、氯沙坦(科索亚)等。抗高血压、轻中度原发性高血压，尤其适用肾脏损害所致继发性高血压。本药宜空腹使用，起效快，作用强，持续 24 小时以上。

突出的优点：不良反应较少，药物耐受性好，也是糖尿病病友的首选降压药。

4. β受体拮抗剂

代表药：美托洛尔(倍他乐克)等。这类药对舒张压的降低作用比收缩压更加明显，适用于治疗单纯舒张压高的高血压病友，或者联合其他类降压药来治疗收缩压和舒张压均高的高血压病友；同时可以治疗心绞痛，特别是对心肌梗死病友可预防在梗死；青年高血压、心率快的病友，可明显减慢心率，降低血压。口服，一天一次，最好在早晨服用，可掰开服用，但不能咀嚼或压碎。

主要不良反应：使心率减慢。

5. 利尿剂

主要有噻嗪类、螺内酯类和吲哒帕胺类。通常与其他降压药联合应用，尤其适用于血容量高的病友。

主要不良反应：噻嗪类易引起高尿酸血症，长期大量应用可使血糖升高，糖耐量降低，也可使血脂升高。

第二节　磷结合剂

由于尿毒症病友对磷的排泄障碍，导致高磷血症的发生，而高磷血症又会造成一系列代谢紊乱，直接导致继发性甲状旁腺功能亢进、肾性骨病。当限磷饮食及透析治疗均不足以控制血磷水平时，选择合适的降磷药物是治疗高磷血症的关键。

磷结合剂主要分为两大类：含钙的磷结合

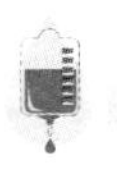

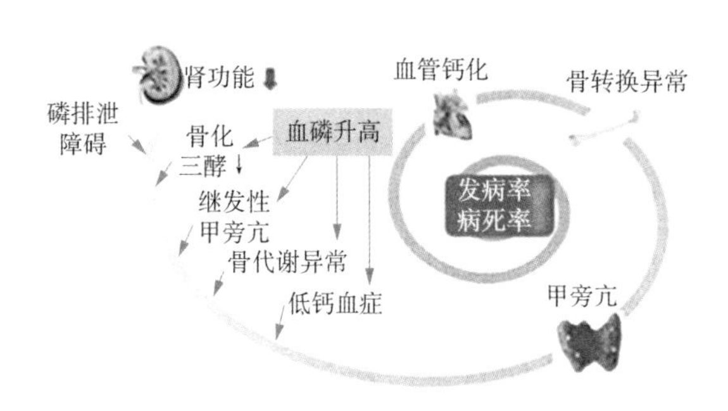

剂(如碳酸钙和醋酸钙)和不含钙的磷结合剂(如碳酸镧和司维拉姆)。降磷药物的作用途径是结合食物中的磷,所以药物必须和食物一起吃。注意在服用碳酸钙时,需将药片嚼碎,使药物立即结合食物中的磷以减少肠胃道吸收。而对于有严重钙化或持续高钙血症的病友,为了控制血钙水平,医生会首选不含钙的磷结合剂,在有效降低血磷水平的同时,也不会造成继发骨损害和高钙血症,是一种相对安全的磷结合剂,适用于长期血液透析病友高磷血症的治疗。

临床常用的磷结合剂有哪些?

1. 含钙磷结合剂

(1) 碳酸钙:本药微甜,但易引起嗳气、便秘。长期过量服用可引起胃酸分泌反跳性增高,发生高钙血症。

(2) 醋酸钙:有效的磷酸盐结合,相比碳酸钙更有增强磷酸盐结合的效力,减少对钙的吸收。副作用同碳酸钙,偶见便秘。

2. 不含钙磷结合剂

(1) 碳酸镧:本药须经咀嚼后咽下,勿整片吞服。可以碾碎药片与食物同服或餐后立即服用,每次服用的剂量为每日剂量除以用餐次数。用药期间应监测血磷,每2至3周逐渐调整使用剂量,直至血磷达到可接受的水平,此后需定期监测血磷。此药的起效剂量为每日0.75 g,最大剂量可达每日3.75 g。多数病友每日服用1.5～3.0 g可将血磷控制在可接受的水平。最常见的药物不良反应,除了头痛和过敏性皮肤反应,主要为胃肠道反应。如果进餐时同时服药,这些反应会减轻,连续服药时会随着时间而逐渐减轻。

(2) 司维拉姆:药片应完整吞服,服用前不应压碎、咀嚼或打碎。不良反应有瘙痒、皮疹、肠梗阻和肠道穿孔。本品的推荐起始剂量为每日0.8 g或1.6 g,每日三次,随餐服药,具体剂

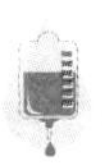

量根据临床需要和病友血清磷水平确定。必须监测血清磷水平，并根据血清磷水平达标情况决定是否需要调整剂量。剂量调整的间隔为2～4周，每次剂量调整的幅度为0.8 g（每餐剂量增加一片），直至达到可接受的血清磷水平。此后则定期进行监测。

第三节　钙剂和活性维生素D制剂

大多数血透病友会出现钙缺乏，主要与钙摄入不足、活性维生素D缺乏、高磷血症、代谢性酸中毒有关等多种因素有关，明显钙缺乏时可出现低钙血症。口服补钙药物及活性维生素D制剂是纠正低钙血症的主要手段。

一、钙剂

在服用钙剂时要注意控制高磷血症，因为口服的钙会和磷结合为磷酸钙，导致软组织钙化的危险，所以补钙和降磷相辅相成。服用钙剂的病友还有一点要注意，大家经常服用的α-酮酸（开同）里面也是含有钙的。因此，如果服用开同的话，钙片的量也要适当减量。使用钙片的不良反应是高钙血症，要定期监测血钙，及时调整用药。

而对于继发性甲旁亢伴有高钙血症的病友，可以选择拟钙剂如西那卡塞，此药可模拟钙剂的作用，降低甲状旁腺激素（PTH）的分泌，医生会根据病友的血钙、血磷及 PTH 水平，个体化调节剂量。在使用西那卡塞补钙时，注意应整片吞服不可掰开，而且要与高脂肪食物同服，用药期间观察有无低钙血症的症状，如出现肌痛、抽筋等症状要告知医生及时采取对症措施。

二、活性维生素 D

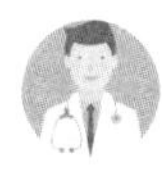
科普小课堂

维生素 D

维生素 D 是人体必需的营养素，主要功能是维持人体内钙的代谢及骨的形成。成人维生素 D 缺乏会导致钙磷代谢紊乱及骨质疏松。

人体维生素 D 除少量通过动物性食物（如海水鱼、动物肝脏）摄取外，大多数要靠皮肤经

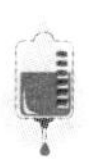

过阳光照射后自体合成。因此，适当的接受阳光照射可以增加体内的维生素D水平，有条件的病友们要学会享受日光浴这一大自然的馈赠哟。

皮肤合成的维生素D还要经过肾脏的进一步加工，才能成为具有生理功能的活性维生素D。而严重肾功能下降的病友由于肾脏功能被破坏，导致体内活性维生素D下降，这时就需要服用活性维生素D药物来进行补充啦。

活性维生素D虽好，但也不能过量，否则就会导致高钙血症等不良后果，甚至有中毒风险。因此病友们应严格按照医生指示，注意正确服用剂量和方法。用药期间规律监测血钙、血磷和PTH水平。一旦发现高钙、高磷血症及血PTH过低，应遵医嘱及时修改剂量或者停药，避免发生严重的瓣膜血管钙化、肾结石等不良后果。

第四节　纠正贫血药物

贫血是慢性肾衰竭最常见的并发症，主要原因是红细胞生成缺乏(即肾性贫血)、缺铁、营养不良、出血等。这时，光靠食补解决不了根本问题，必须合理使用相关药物来纠正贫血。

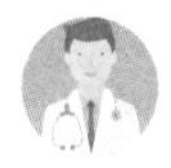

科普小课堂

肾性贫血

大多数病友对肾性贫血并不陌生，那么什么是肾性贫血呢？这就不得不提到肾脏的另一个重要功能：肾脏可以分泌一种叫做促红细胞生成素（简称促红素）的激素。

促红素可以促进造血系统生成红细胞，还能促进血红蛋白的合成。当肾功能被破坏时，促红素分泌减少，导致的贫血就称为肾性贫血。这也是为什么当出现肾性贫血时医生会给大家注射促红素。

一、促红素

使用促红素可以使肾性贫血明显改善。临床上很多病友的贫血纠正不是很理想，首先需要考虑的是促红素的用量不够。如果加量之后，还不能很好地纠正，则要考虑其他的因素了，如是否存在出血、感染等。

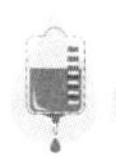

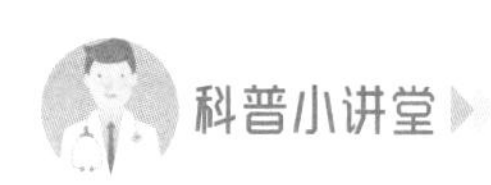

促红细胞生成素(EPO)

还记得你常用的怡宝、益比奥吗？没错，就是EPO！

(1) EPO由肾脏产生，可促进红细胞的发育成熟。

(2) 肝脏和肾脏都可以生成EPO，但以肾脏生成为主。

(3) 透析的病友由于肾功能严重下降，肾脏自身合成的EPO严重不足，所以就需要补充，往往在透析的时候会静脉推注EPO。

促红素的主要不良反应是高血压、血栓形成、癫痫等，所以在使用期间，应密切注意血压、血管栓塞情况，及时调整降压药剂量。另外，本药需要2～8℃避光保存，自冰箱取出后需自备隔热袋或保温瓶储存。

二、铁剂

临床常用的铁剂有静脉补铁及口服铁剂。透析病友首选静脉补铁，首次使用铁剂需注意有无过敏反应，有任何不适及时和医护人员沟通，及时调整给药方法。在发生感染的情况下不能使用铁剂，所以当病友有炎症发热时，需要告知医护人员，并停止使用铁剂。

口服铁剂有硫酸亚铁、葡萄糖酸铁等，用药期间应补充维生素 C、氨基酸等，以促进铁的吸收。茶、咖啡、牛奶、蛋类、麦麸、植物纤维、抗酸药物可妨碍铁的吸收；碱性药物如小苏打、胃舒平、氨茶碱、氢氧化铝等不可与铁剂同时服用，否则会影响铁的吸收，降低治疗效果。

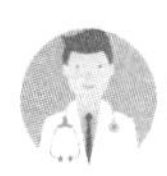

科普小讲堂

为什么有些病友血色素低了后需要补充铁剂？

随着肾功能逐渐减退，透析病友会有不同程度的贫血。简单地说，贫血就是我们常讲的血红蛋白低了。目前，肾性贫血的治疗目标是透析患者血色素即血红蛋白不低于 110 g/L。

如果此时您的报告单上转铁蛋白和血清铁蛋白的量低于正常范围，说明体内缺铁了。

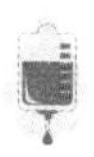

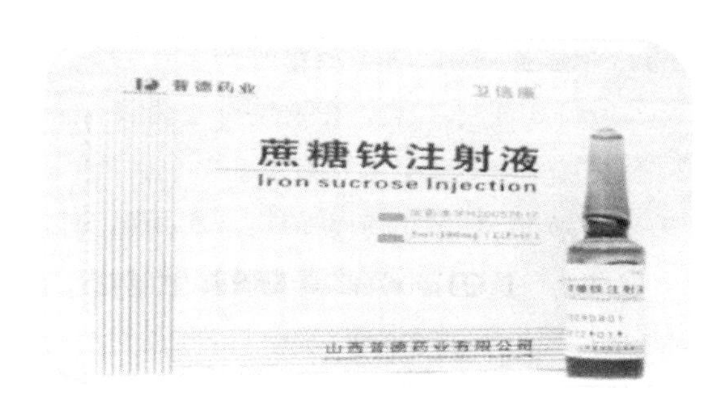

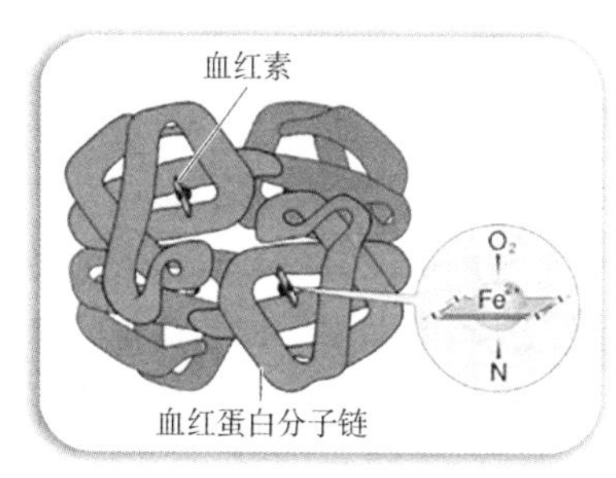

三、输血

大多数轻、中度贫血可以通过注射促红素及补充铁剂纠正贫血，但少数极重度贫血或急性大量失血的病友仍需要通过输血来维持血红蛋白水平。值得注意的是要尽量减少输血的次数，因为频繁地输血，将加大感染各种病毒的概率，加重输血反应。

第五节　抗凝剂

在做血液透析时，病友的血液必须引到体外，当血液与透析器、管路等材料接触时，会引起凝血过程。当血流量低、血黏度高、高超滤时更容易发生凝血。所以在透析过程中需要使用抗凝剂。

临床常用的抗凝剂：

1. 普通肝素钠

一般首剂量0.3～0.5 mg/kg，追加剂量5～10 mg/kg，血透结束前半小时到一小时停止使用。主要不良反应是自发性出血，偶见过敏反应及血小板减少，一次性脱发，腹泻，还可引起骨质疏松和自发性骨折。

2. 低分子肝素

低分子肝素是由普通肝素解聚制备而成的一类分子量较低的肝素的总称，如依诺肝素钠（克赛）、那屈肝素钙（速避林）、达肝素钠（法安明）等。一般给予60～80 IU/kg静脉注射。抗凝活性优于普通肝素，而不良反应如血小板减少、骨质疏松等发生率低于普通肝素。

抗凝剂常见不良反应是引起自发性出血，因此在血透前，如果病友有过外伤头痛、黑便、皮肤紫癜，身体任何部位的出血，或者在家使用过抗凝药物，都要及时与医护人员沟通，以便调整抗凝剂量或改用其他抗凝方案。

第七章　血透病友运动管理

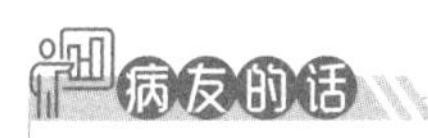

“我能做运动吗?”

“我需要做运动吗?”

“我能做哪些运动?做多长时间?运动了会不会有什么不好的影响?”

第一节　运动的原则

研究显示,仅有不足一半的病友能够坚持每周一次以上的规律锻炼。缺乏运动会导致血透病友的运动能力降低,体力活动水平和体能储备也显著低于健康人群。运动不足是血透病友心血管并发症增加的危险因素,更是导致死亡率增加的主要原因。与健康群体相比,血透

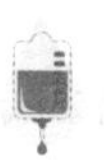

病友暴露出更多的身心问题、更差的生活质量和更严重的并发症,病友易出现疲乏、食欲下降、肌肉萎缩、肌无力等不良反应,增加体力活动则有助于改善病友的体能水平,提高生活质量。

运动干预是增加体力活动的主要途径。根据运动时间分为非透析期运动与透析期运动两种;根据运动形式,可分为有氧运动、阻力训练、有氧-阻力相结合训练三种。规则持续的有氧运动是最佳的运动方式,有氧运动不但可以降低血中的甘油三酯,纠正高脂血症;还可以增加溶血活性,减少血栓的形成,从而降低心血管疾病的发生率。同时,加快新陈代谢与多流汗更有减肥及促进食欲的双重功效。值得一提的是,适当运动可以减轻透析病友的紧张与焦虑,消除生活压力和忧虑感,进而提高自信心。

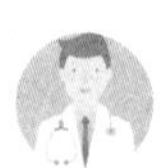
科普小讲堂

什么是有氧运动

有氧运动又称有氧代谢运动,是指人体在氧气充分供应的情况下进行的运动。这时氧气能将糖分充分酵解为水和二氧化碳，还可消耗脂肪。

有氧运动的特点是运动强度低，持续时间长，有一定的节奏性，方便易行，易于坚持。

一、运动禁忌情况

（一）适宜运动的情况

（1）意识清楚，可进行语言沟通交流，目前无规律运动者。

（2）规律血液透析时长≥3个月。

（3）病情相对稳定，血压稳定，血红蛋白(Hb)＞80 g/L。

（4）休息时无胸闷、胸痛、呼吸困难、端坐呼吸等现象。

（5）心功能1～2级，无心绞痛、心肌缺血、心衰等表现。

（二）不适宜运动的情况

（1）有精神障碍、认知障碍、听力视力障碍者。

（2）血压控制不良及体位性低血压者。

（3）未被控制的重症尿毒症、肾性骨病、肢体运动障碍和严重视网膜病变者。

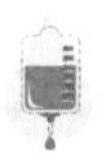

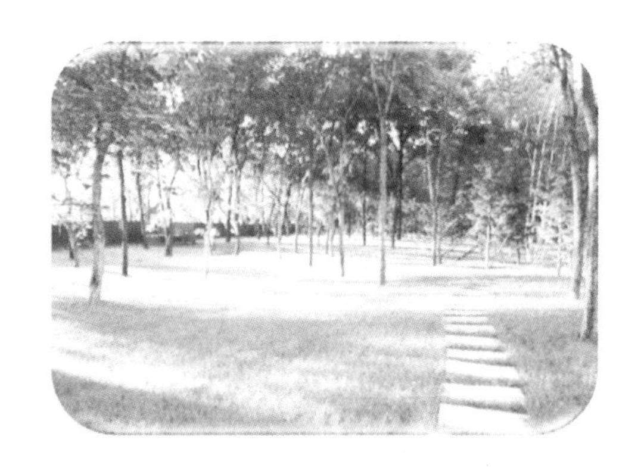

二、运动准备工作

血透病友只要经过适当的身体评估，做好充分的事前准备，就不必因噎废食，仍然可以享受运动带来的乐趣。

(1) 纠正贫血：贫血会使运动耐受力降低，心肌容易缺血，甚至发生心律失常，所以血红蛋白应尽可能保持在 100 g/L 以上。

(2) 控制血压：如平时血压控制不好，运动时血压会急剧上升，雪上加霜的结果可能是心肌梗死或脑卒中。

(3) 维持血钾在正常范围：血钾浓度常在运动时上升而运动后又急剧下降，血钾浓度波动较大常会导致心脏功能不稳定从而发生心律失常。血透病友血钾浓度通常就比普通人高，若同时服用血管紧张素转换酶抑制剂、β受体阻滞剂（如酒石酸美托洛尔）等降压药时更升高血钾。因此维持体内正常电解质浓度是必要的。

（4）保持合适的干体重：体内水分潴留可对心脏造成负担，也会引起高血压，应避免。

（5）评估心脏功能：运动有潜在的危险性，可加重原有的心脏疾病，造成心脏肥大。对于有冠心病、高血压、心肌病者，运动量过大可能引起心律失常甚至猝死。故对于这些血透病友，事前要进行心电图、心脏超声检查以评价运动的可能。

虽然血透病友只要事前做好充分准备，可以打篮球、排球等，国外甚至还有患者从事健美运动或参加马拉松，但是最适合病友的运动是一些对本身肌肉、骨骼负荷较少的等张运动，我们都不主张血透患者做太剧烈的运动。最好可以选择早晚到户外散步、打太极、做广播体操、慢跑等锻炼方式。锻炼时应从轻体力运动开始，一般低于极限量的50%，例如，认为自己能

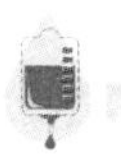

走200米的，就先走100米，以后再循序渐进地增加运动量。稳定而持之以恒的运动是血透病友健身的最重要原则。运动可产生除饮食控制、药物治疗和血液透析之外的疗效，更能改善病友的生活方式，使病友更好地融入正常社会，值得提倡和推广。

三、适当的运动量

1. 运动的时间间隔

频度即每周运动的次数。有研究表明每周2次运动训练可保证透析病友心脏的功能储量，要想增加心脏功能储量就必须每周运动锻炼3次以上。美国医学会（American Medical Association，AMA）认为每周3～5次的运动训练频度最为合适。

2. 每次运动持续时间

理想的运动时间是指能保持和改善透析病友心血管功能的最佳训练时间，通常每天15～30分钟为宜，原则上不应低于15分钟。

3. 运动强度

建议大家选择中或低等强度的有氧运动，如慢跑、快走、太极拳、广播体操等，运动强度以身体微微出汗及心率不超过150次/分为宜。目前国际公认的最佳运动量为每周进行150分钟左右的有氧运动，即每周规律运动5天，每天运动30分钟左右。

4. 如何判断适宜的运动量

(1) 运动前后要测脉搏、血压并做好记录。

(2) 循序渐进，逐步适应。

(3) 注意自我感觉，如有不适，立即停止。

(4) 会有呼吸深度和频率的改变，但无交谈困难，恢复时间通常不超过5分钟。

(5) 如运动时出现呼吸急促不能交谈，运动后出现无力或者明显关节疼痛或者僵硬，提示运动量可能过大。

(6) 运动时适当的主观感觉：运动时微有出汗，稍感疲劳，有轻微的呼吸急促，但不影响交谈。

(7) 一般运动停止6分钟后，每分钟脉搏次数应该低于100～110次，第二天清晨，就可以恢复到平时水平或略有减慢。

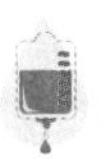

第二节　运动方式的选择

一、非透析期运动

非透析期运动是指除透析治疗时间外，其他所有时间内进行的运动。研究证明非透析期运动可以帮助病友改善睡眠质量，稳定血压，提升精神健康与生理健康指标。

非透析期可采用步行、慢跑、快走、爬楼梯、骑自行车、打太极拳、做保健操以及打乒乓球等方式运动。建议每周运动3次，每次时间控制在30～40 min，饭后两小时后进行。运动时间通常在上午9点到10点或下午4点到5点。切忌空腹运动，运动量应根据病友的适宜度进行调节，避免强度过大。运动遵循从弱到强、从易到难、速度由慢到快的原则，循序渐进。运动时心率达到最大心率（最大心率＝220－年龄）的60％～70％为宜，病友可自测心率或进行连续心电监测。

下表列出病友生活中常见的运动训练方式。

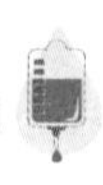

生活中的训练方式	具体训练方法	
步行	每次步行 2～3 分钟，平均每分钟 60～80 步，交替进行，共步行 20～30 分钟，以不出现心悸、喘息和下肢无力为宜。然后视自身状况逐渐延长步行时间，缩短休息时间	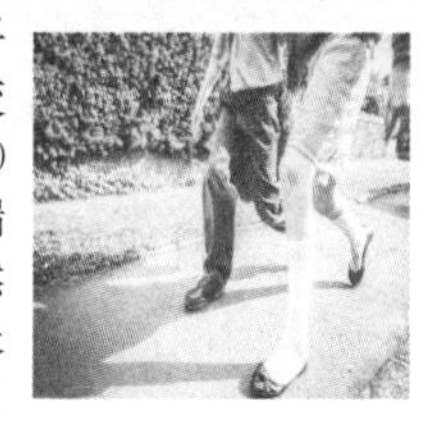
上下台阶训练	利用楼梯、台阶进行锻炼。开始时，可扶着楼梯把手或在他人搀扶下，上下一级台阶、两级台阶，并适当延长运动时间、增加台阶高度、由每次 5 分钟延长到 10 分钟，逐步过渡到可以独立完成上述运动	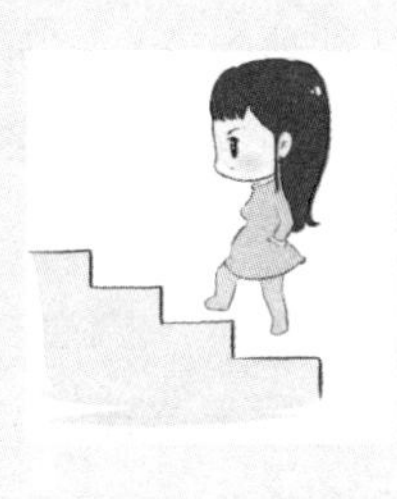
体操	向前弯腰、侧身运动、旋转运动、身体前屈，每一动作反复 5～10 次	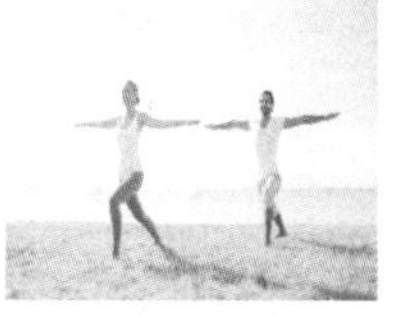
步行机	步行速度为 1～2 km/h，每次 2～3 分钟	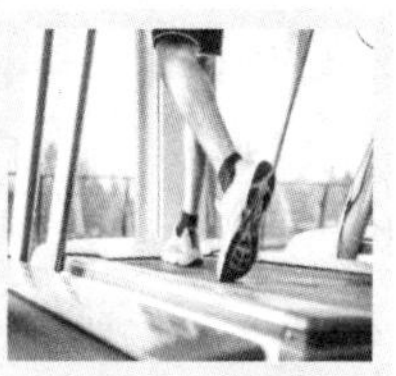

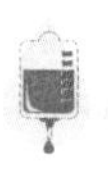

（续表）

生活中的训练方式	具体训练方法	
锻炼用自行车	骑行速度 10～15 km/h，每次 2～3 分钟	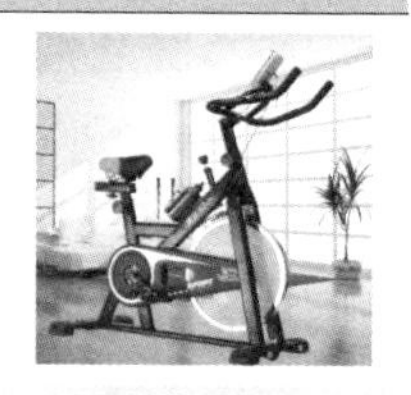
各种健力器	每次动作反复 5～10 分钟，避免使用内瘘侧手，以保护血管通路	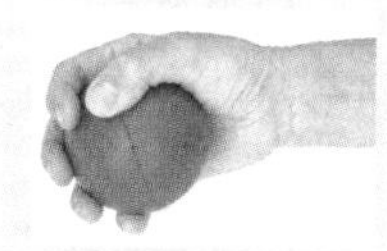
太极拳或八段锦	由每次 5 分钟延长到 10 分钟，逐步过渡到可以独立完成运动	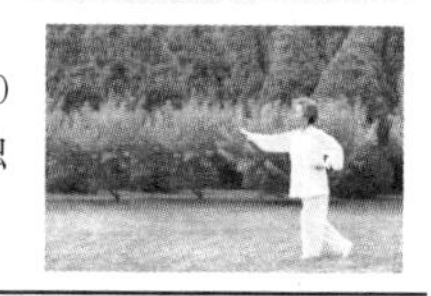

二、透析期运动

透析期运动即在透析治疗过程中进行的运动。国外研究发现，维持性血液透析病友在透析过程中进行 15 分钟的低强度有氧运动，连续 8 周能显著降低血清中磷酸盐和钾离子的浓度，规律的运动训练还能降低体内尿素、肌酐水平，增加红细胞的浓度；透析时进行适当运动锻炼可以提高透析充分性，运动可以使全身血流量加速，提高了透析时溶质的清除率。另有研究表明，透析治疗前2小时，适宜地进行运动，不仅能增加心肺功能，提高肌力；还能增强透析效果。透析后2小时则不建议运动，因组织间隙水分向血管回流减少，容易发生低血压等反应。

因此，病友根据身体状况选择适宜的运动方式和强度进行锻炼，是有必要的。透析期运动包括以下2种。

1. 瑜伽

瑜伽是指在透析过程中病友通过深呼吸、放松技巧和冥想来努力聚焦心灵，使身体参与中低强度的活动。适用于意识清楚的病友，对于心理状态不佳的病友效果较好。内容包括在病友适宜运动范围内与呼吸协调的慢动作：踝屈曲/伸展、膝关节屈曲/伸展、髋关节屈曲/伸展、髋外展/内收和手臂屈曲/伸展。病友躺在透析床上渐进进行，每次30～60 min，每周3次。

2. 抗阻力运动

抗阻力运动是肌肉克服外来阻力进行的主动运动，阻力大小根据肢体的肌力确定，以经过用力后能克服阻力完成的运动为度。其中上肢

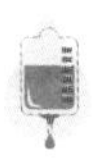

运动方式包括：①举哑铃训练；②握力球训练。下肢运动方式包括：①膝盖伸展运动；②髋关节屈曲等。与有氧运动不同，抗阻力运动前后病友的心率和血压数值变化不大，以中等强度为宜，2～3 次/周，每次 30～40 min。

国外有研究报道，病友使用坐位或者卧位脚踏车工具，运动简单、方便、安全、有效，可提高病友的体力水平，强化心脏功能，增强肌肉力量，并且降低病友透析过程中的疲乏程度。

值得注意的是，出现以下情况须立即停止运动：①低血压或高血压发作；②超过最大心率(最大心率＝220－年龄)的 80％；③低血糖、头晕头痛、面色苍白、胸痛；④与运动不相符的呼吸困难等。

第八章 血透相关近期并发症管理

病友的话

“刚开始血透时，有时治疗完会感觉头痛、恶心，这正常吗？”

“透析中为什么会发生抽筋？每次腿抽筋时，我都感到非常痛苦，难以忍受！”

“透析过程中血压越来越高，控制不下来怎么办？”

“我最近经常流鼻血，要么牙龈出血，要么小便有血，而且还止不住，这是怎么回事？”

“我刚做完血液透析，感到很疲劳，坐起时还有些头晕，这是什么问题啊？”

在血液透析过程中或在血液透析结束时发生的与透析治疗相关的并发症为近期并发症。

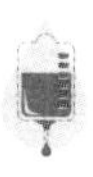

随着透析技术的不断提高和透析设备的人性化设计，透析操作的安全性大大增加，病友的透析质量也不断提高，但这并不能彻底改善透析给人体带来的不良反应以及由其他因素造成的意外。因此，血透病友对血液透析并发症的充分认识和日常生活中有效的自我管理和防护，对提高病友的透析效果、改善病友的生活质量、降低病友的病死率至关重要。

第一节　失衡综合征

失衡综合征是在透析中或透析结束后数小时内出现的以暂时性中枢神经系统症状为主的全身综合征。大多数在透析结束后 12～24 小时恢复正常。

一、症状

失衡综合征常常发生于刚开始血液透析和透析间隔时间较长的患者，肌酐和尿素氮明显增高者，蛋白质摄入过多者及透析不充分者。通常发生于透析过程中或透析结束后不久，或使用大面积高效透析器及高血流量、高透析液

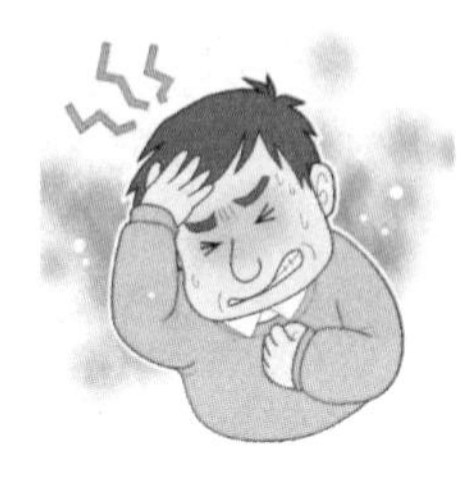

流量透析时。失衡综合征轻者表现为恶心、呕吐、头痛、血压增高、焦躁不安、疲倦乏力、嗜睡，重症者常伴有抽搐、嗜睡，极度严重者表现为精神异常、全身抽搐、昏迷。

二、原因

刚透析时，血液中的毒素水平比较高；在透析过程中，血液中的毒素水平快速下降，而脑细胞、脑组织中的毒素水平下降缓慢，导致血液和脑组织间产生渗透压差，大量的水分进入脑组织，引起脑水肿。

三、防治措施

对于刚开始进行血透的病友，选择短时间、小剂量、多次透析，采用小面积透析器和低血流量（150～200 ml/min）。如第一次透析 2 个小时，第二次 3 个小时，第三次 4 个小时，经过这种循序渐进的透析，病友一般不会发生透析失衡，以后就可以进行一周 3 次，每次 4 个小时的规律

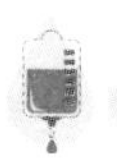

透析了。另外，首次透析的病友，在透析中如感到不适，应尽早告诉护士；维持性透析的病友，透析间期不要进食过量的蛋白质食物。

第二节　低血压

透析过程中，很多患者都会发生低血压的问题，多为阵发性。特别是老年人、体重较轻者、糖尿病患者、水分摄入比较多的人和伴有心脏病的患者，更容易在透析过程中出现低血压。

一、症状

典型的症状有头晕眼花、恶心、呕吐、脉搏加快、血压下降（低于 90/60 mmHg）、大汗淋漓；继而出现面色苍白、呼吸困难、脉搏细速；严重时可出现晕厥、意识障碍。需注意的是低血压早期可出现一些特殊症状，如打哈欠、全身发热、腹痛、有便意、腰背酸痛，应予以重视，及时告知医护人员，及早处理。

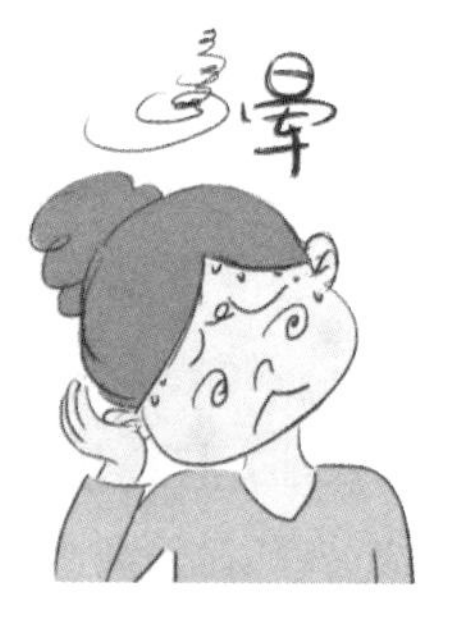

二、原因

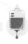

低血压的发生一般是多因素的，最常见的原因如下。

(1) 脱水过度：一次透析脱水的总量过多或速度过快均能导致低血压，常见于透析间期体重增长过多或透析时间缩短，引起水分超滤过多，尤其是伴有心功能差的患者更容易发生。

(2) 干体重制定偏低：如果每次脱水的量不多，透析结束后易发生低血压，就要考虑重新调整干体重。

(3) 有伴发因素：如伴有低蛋白血症、营养不良、贫血、糖尿病、多囊肝、腹水和心血管疾病的患者。

(4) 透析液异常：透析液中钠浓度过低，透析液温度过高。

(5) 血压波动：在透析前服用大剂量长效降压药或透析过程中服用快速降压药，原来高血压服用降压药，但在血压下降后未能及时调整剂量的患者。

(6) 其他原因：透析过程中进食过多、过快，胃肠血管扩张，血液分布于消化系统，均可

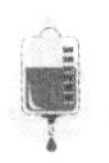

引起血压下降。

三、防治措施

针对透析中低血压发生的原因，建议可以采取以下方式预防。

(1) 控制水分和钠盐的摄入量，透析间期体重增加不能太多，一般不超过体重的5%(小于1 kg/d)。

(2) 定期评估干体重，干体重制定不要过低。

(3) 透析过程中出现任何不适如头晕眼花、出汗、肢端发凉、抽筋，或产生困意、便意等，需及时告知医护人员，可以适当减慢血流量，并减少脱水量，能够有效预防低血压。

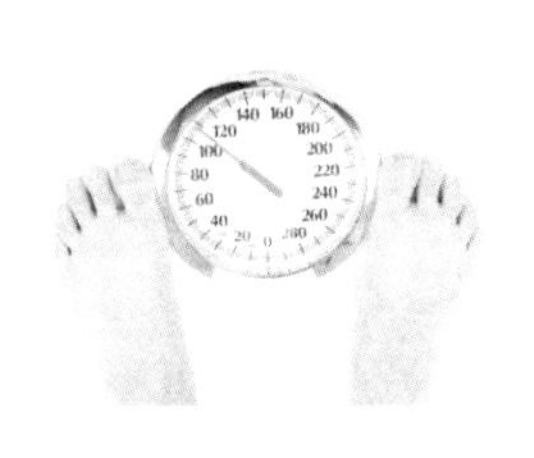

(4) 在透析前及透析中避免服用大剂量及长效或快速降压药，可以在透析前适当减量降压药，如患有严重的高血压，可以服用小剂量、作用温和的降压药。

(5) 透析中适当提高透析液钠浓度，降低透析液温度。

(6) 改善营养，纠正贫血，血浆蛋白浓度低的病友，应多进食优质的动物蛋白质。

(7) 可以补充一些肉毒碱(如左卡尼汀)，肉毒碱缺乏可加速透析中低血压、肌肉疲劳、心肌病和贫血等，补充一些肉毒碱可能会有帮助。

(8) 经常发生低血压的病友，尽量避免在透析中进食，可以在透析前、后进食，特别是透析的前一餐可以充足进食。

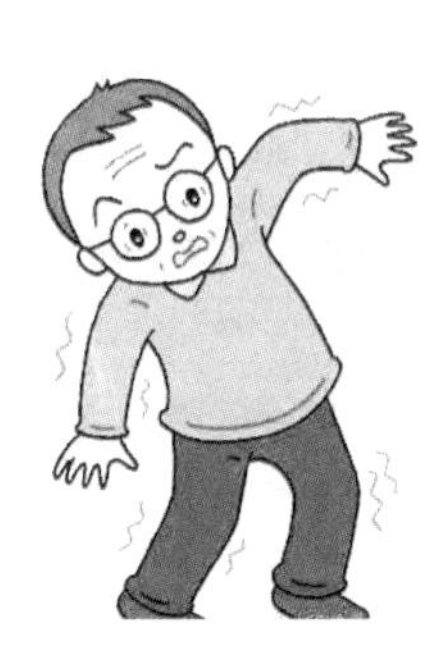

(9) 透析结束后不要立即起床，可先缓慢坐起，避免发生直立性低血压。

(10) 长期血压偏低的病友可以口服一些升血压的药物[如盐酸米多君(管通)]，有助于提高血压。

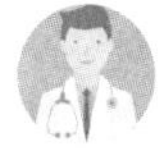

科普小课堂

频繁发生低血压会对人体造成哪些危害

(1) 每次血压降低，病友会感觉很不舒服，有濒死的感觉。

(2) 长时间血压不能回升会影响动静脉内

瘘，低血压是内瘘堵塞的最主要的原因之一。

频繁发生低血压会造成各个重要脏器的供血不足：发生在脑部可引起脑供血不足、脑梗死等疾病；发生在心脏可引起心脏供血不足，出现心绞痛、心肌梗死等；对于糖尿病病友，可以加重微循环障碍以及周围血管病变。

第三节　高血压

透析中高血压是指病友在血液透析过程中血压逐渐升高，多发生于透析开始后 2～3 小时。

一、症状

透析中的高血压表现为透析前血压正常，透析治疗中出现高血压；或原来的高血压进一步升高，血压轻度升高者可没有自觉症状，如果血压 >160/100 mmHg，就会出现头晕、头痛、焦躁不安、视物模糊、面部潮红等。

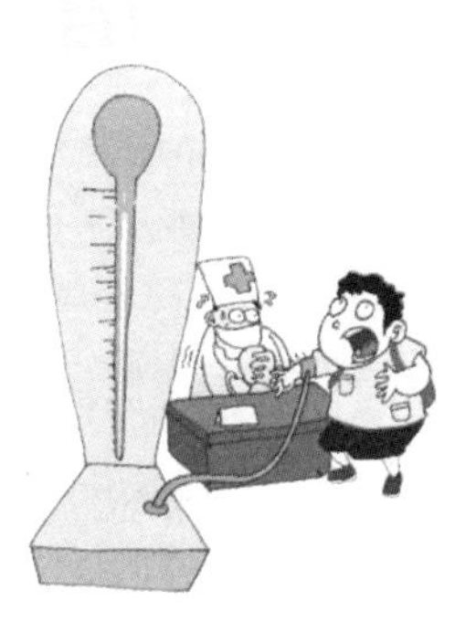

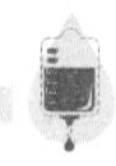

二、原因

(1) 透析时水分超滤不足,一段时间内每次透析结束都没有达到干体重,加上透析期间液体控制不好,导致体内液体过多。

(2) 透析治疗时肾上腺皮质激素分泌过多,肾素活性增强,引起肾性高血压。

(3) 降压药在血液透析时被透出。

(4) 由于对疾病认识不足而产生紧张的情绪,导致交感神经兴奋,收缩血管激素分泌过多,使外周血管收缩,引起血压升高。

(5) 透析中发生失衡综合征,或存在动脉粥样硬化、继发性甲状旁腺功能亢进等并发症,也会造成血压升高。

三、防治措施

(1) 严格限制水、钠的摄入量。透析间期的体重增长控制在 1 kg/d 以内,同时进行充分的透析治疗,清除体内多余的水分,保持良好的干体重。

(2) 合理使用降压药。包括血管紧张素转换酶抑制剂[如盐酸贝那普利(洛汀新)]、血管

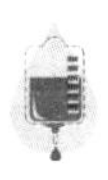

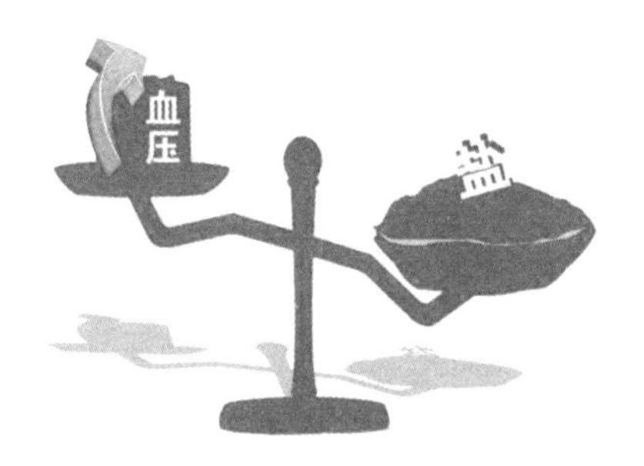

紧张素受体拮抗剂[如氯沙坦钾(科素亚)]、钙通道阻滞剂(如硝苯地平)、β受体阻滞剂[如美托洛尔(倍他洛克)]、血管扩张剂等。

(3) 保持心情舒畅。增加对疾病的认识，消除紧张心理。透析过程中要放松心情、不要有恐惧心理，如果高血压不能缓解及时告诉医护人员，可适当降低透析液钠的浓度，并改变透析方式，如采用血液滤过、血液透析滤过等。

(4) 监测血压变化。做到定时测血压，按时服药。根据血压情况，遵医嘱调整服药剂量及时间。

(5) 做好饮食控制。采用低脂、低盐饮食，有吸烟史者戒烟，限制饮酒，注意休息。

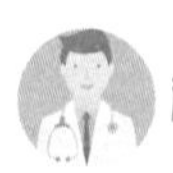

高血压会对人体造成什么危害

(1) 高血压可危害心脏：长期血压增高，可使左心室逐渐发生肥厚，从而引起和加重心肌缺血，心绞痛、心肌梗死、心律失常，导致心力衰竭。

(2) 高血压可危害大脑：高血压可使脑血管狭窄，造成脑部动脉血管阻塞，引起瘫痪和语言问题，甚至死亡；由于长期高血压的作用，增加了脑血管壁的脆性，易引起血管破裂，发生脑出血。

(3) 高血压可危害眼睛：长期血压升高可导致眼底出血、视力下降，甚至失明。

(4) 高血压可引起动脉粥样硬化，进一步加重对各个器官的损害。

四、降压目标

血液透析病友高血压靶目标控制在透析前血压＜140/90 mmHg，透析后血压＜130/80 mmHg。但是，医院透析治疗过程中测量的

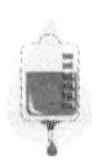

血压不一定和家里测量的结果一致，会受一些因素的影响，比如情绪紧张、血液流速的大小等，有时不能准确地反映出病友的实际血压情况。因此，需要应用更准确的测量方式，在家里监测血压，了解真实的血压水平，然后和医生沟通，及时调整降压药物。

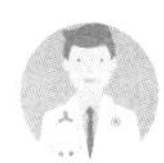

科普小课堂

家庭血压监测注意事项

(1) 血压稳定者不必要每天测血压，但感觉不舒服时一定要量血压。如果重新调整降压药物，应连续测血压3～5天，每天3～4次，同时详细记录并交给医护人员。

(2) 测血压之前应保持环境安静，取坐位，背部及手臂放松，休息3～5分钟。

(3) 目前，家庭用电子血压计种类比较多，建议使用相对好一点的臂式电子血压计。

如果在家里测得的血压和在医院里测得的血压相差太大的话，应将血压计带到血透中心进行校对。

第四节　肌肉痉挛

一、症状

血液透析中或透析后数小时内发生的身体局部肌肉强直性收缩(抽筋),表现为下肢肌肉或腹部肌肉痉挛,疼痛剧烈,需要紧急处理。大多发生于透析过程的中、后期,可同时或随后出现血压下降,一般可持续数分钟,病友常感到疼痛难忍。

二、原因

(1) 透析中脱水过多、过快,循环血量减少,低血压,低血容量导致肌肉血流灌注降低,是引起透析中肌肉痉挛最常见的原因。

(2) 血电解质紊乱和酸碱失衡也可引起肌肉痉挛,如低镁血症、低钙血症、低钾血症等。

(3) 透析中应用低钠透析液或透析液温度过低。

(4) 营养状况欠佳,不能耐受脱水。

(5) 其他:如低氧血症、肉毒碱缺乏、尿毒

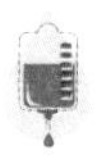

症周围神经病变等。

三、防治措施

(1) 尽量减少透析间期体重的增加以避免过量脱水,预防透析中低血压。

(2) 适当调高透析液钠浓度,减慢脱水速度,降低血流量,对减少抽筋的发生有帮助。

(3) 及时变换体位,避免寒冷刺激,减低肌肉兴奋性。

(4) 局部热敷、局部按摩也可减轻症状:下肢痉挛者卧床时可用脚掌顶住床档,用力伸展并拿捏痉挛的肌肉,若血压正常者可以起床,用力站直;若是腹部痉挛,可以用热水袋保暖。

(5) 加强肌肉锻炼,注意优质蛋白质的摄入,多吃高钙及富含维生素 B 族的食物,如鲜牛奶、鸡蛋和瘦肉等。

减轻抽筋疼痛

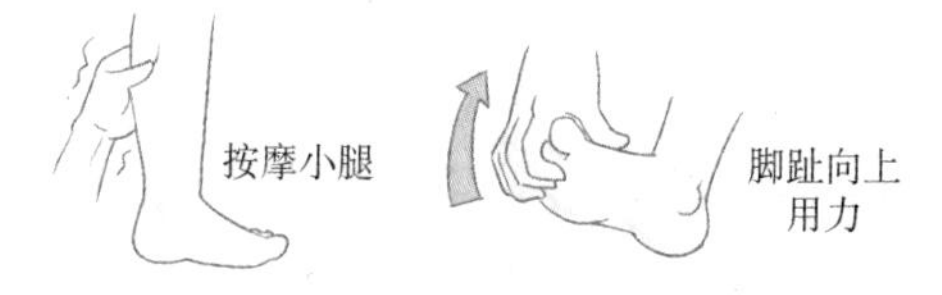

第五节　出　血

出血常发生于透析过程中或透析结束后，通常表现为病友自发性出血以及体外透析循环管路漏血两种类型。

一、症状

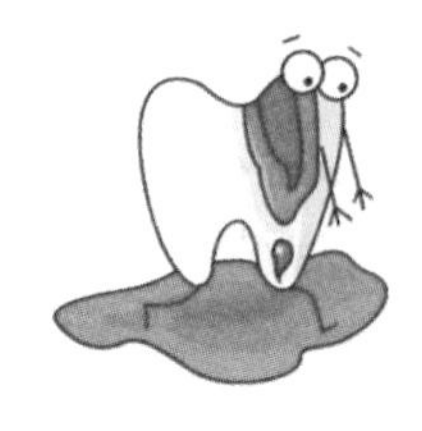

轻者可表现为皮肤瘀斑、眼底出血、鼻出血、牙龈出血等；严重者可出现脑出血、消化道出血（呕血、便血）等损害。

二、原因

（1）全身肝素化、凝血障碍或血小板功能异常。

（2）在治疗过程中进食过硬或带刺的食物或不慎咬破透析前已有的口腔溃疡或血疱导致口腔出血，或因皮肤瘙痒抓破皮肤引起出血。

（3）长期使用华法林等抗凝血药物或抗血小板药物。

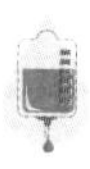

（4）伴有其他慢性病，既往存在消化道溃疡、肝硬化、痔疮等潜在出血风险的疾病、外科手术后伤口出血或渗血、高血压伴有血管硬化或畸形引发脑出血等。

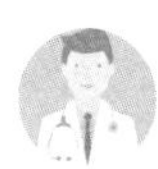

科普小课堂

自发出血倾向有哪些表现

（1）有些病友容易出现皮肤、黏膜自发性出血，如皮肤出血点、流鼻血、刷牙出血、眼睛结膜出血、解黑便、血尿、痔疮出血等。

（2）有些病友本身有血小板减少症。

（3）还有病友受到创伤后出血不止：例如，不能控制的鼻出血、牙龈出血、关节出血（关节肿痛）、子宫出血和胃肠道出血（黑便）等。

（4）有些病友正在同时使用其他抗凝药或抗血小板药。

三、防治措施

（1）透析病友尿毒症毒素的蓄积及其并发症影响血小板的黏附与聚集。因此，充分透析是降低尿毒症病友自发性出血的根本措施。

（2）选择合适的抗凝剂，以最低剂量的抗凝剂保证透析过程的顺利进行，降低出血风险，出血风险较大者可应用无肝素透析。

（3）日常生活中应多注意观察有无出血征象（皮肤出血点、淤青、眼结膜充血、痰中带血等），如有活动性出血、近期有外伤或手术等情况应及时告知医护人员。

（4）透析过程中，口腔、牙龈出血者可以用干纱布或棉球加压止血。

（5）定期抽血评估凝血功能。

第六节　恶心和呕吐

一、症状

血液透析中发生恶心、呕吐较为常见，可伴有面色苍白、出汗、胸闷、血压降低或升高、肌肉痉挛等症状，它往往是低血压、脑出血的先兆症状，是失衡综合征、高血压、电解质紊乱、透析液浓度异常、发热、胃肠道疾病的伴随症状，因此出现恶心、呕吐时应立即查明原因，采取对应处理措施。

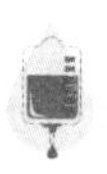

二、原因

常见原因有低血压、失衡综合征、透析器反应、透析液受污染或电解质成分异常（如高钠、高钙）等。

三、防治措施

（1）控制水分摄入和体重增长，准确设定脱水总量和脱水速度，防止因超滤过快引起低血压。

（2）透析过程中尽量减少进食，防止发生低血压。

（3）及时告知医护人员其他伴随症状，如头晕眼花、头痛和出汗等。

（4）针对不同诱因采取相应的预防措施。

第七节　发热或感染

血液透析病友由于贫血及营养状况较差，机体的防御屏障和免疫功能明显下降等原因，易并发呼吸道感染、血管通路感染、泌尿道感染和胃肠道感染等。透析相关发热可出现在透析过程中，表现为透析开始后1～2小时内出现；也可出现在透析结束后。一般分为致热原反应和感染导致的发热。

一、症状

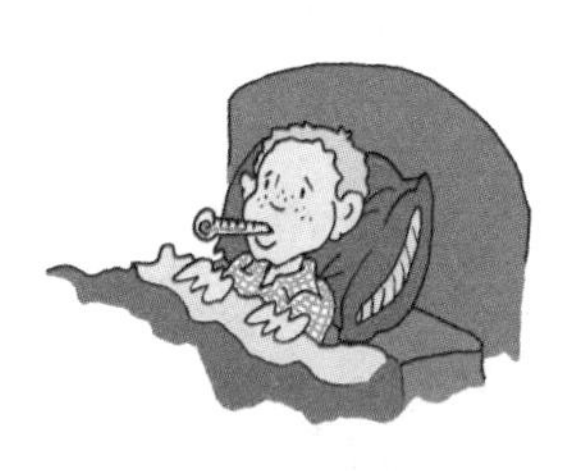

致热原反应表现为透析前体温正常，透析开始后1～2小时出现畏寒、寒战、恶心呕吐、发热，体温通常为38℃左右，很少超过39℃，持续2～4小时后渐渐消退；而感染导致的发热在透析后2～3天体温升高，可达到39℃以上。

二、原因

（1）由于致热源进入血液引起，如水处理系统消毒不充分、透析管路或透析器被病原体污染、透析液受污染等。

（2）透析时无菌操作不严，可引起病原体进入血液。

（3）透析治疗前就已经存在感染灶，并通过

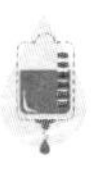

透析播散，而引起发热。

（4）其他原因如急性溶血、高温透析等也可出现发热。

三、防治措施

（1）致热原反应一般无须治疗，必要时可遵医嘱服用退热药、激素和抗过敏药物。

（2）感染引起的发热，应使用足量的抗生素治疗，并且在感染控制后，应重新确定适宜的干体重。

（3）高热处理，如物理降温、口服退热药，适当调低透析液温度等。

（4）日常生活中注意自我监测体温变化，透析前及透析结束后均应测量体温。

（5）做好血管通路的自我管理：加强个人卫生，动静脉内瘘穿刺处或透析导管置管处注意保持局部清洁干燥，敷料整洁，皮肤完整，防止感染。

（6）适度锻炼，增强体质和免疫力，避免去人口密集的场所。

第八节　心律失常

一、症状

心律失常的症状与产生的部位、速度和频率等因素有关，表现为透析过程中或结束后出现心慌、胸闷、胸痛、头晕、低血压，心跳加快或减慢、心律不规则，严重的病友可出现意识丧失、抽搐，甚至猝死。

二、原因

（1）病友原先患有心脏病变，如冠心病、心力衰竭和心包炎等。

（2）电解质紊乱、酸碱平衡紊乱，如高钾血症、低钾血症、高钙血症、低钙血症等。

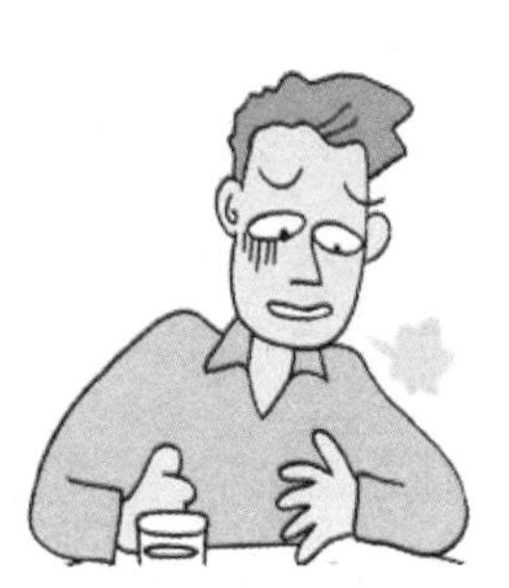

（3）透析中血容量改变引起低血压、心肌缺氧诱发心律失常。

（4）动静脉内瘘的建立使心脏负担增加。

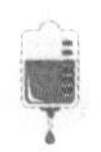

(5) 严重贫血者、老年人、儿童、初次透析的病友，在透析中血流量过快也可诱发心律失常。

三、防治措施

(1) 保持情绪稳定，避免紧张、焦虑等不良情绪。

(2) 出现胸闷、心悸、气促等不适症状时应及时告知医护人员。

(3) 原有动脉粥样硬化性冠心病、心功能不全者在透析过程中应减慢血流量和超滤量，吸氧。

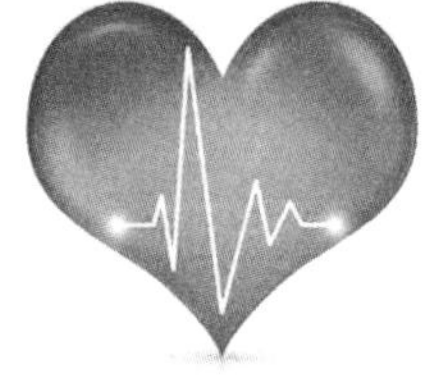

(4) 积极治疗原发病，除去诱因，纠正贫血、酸中毒和高钾血症等。

(5) 注意透析的充分性及对饮食中水、钠及含钾食物控制的重要性。

(6) 根据心律失常的类型服用相应的抗心律失常的药物。

第九节　心力衰竭

一、症状

典型表现为夜间阵发性呼吸困难、胸闷、气急、不能平卧、心率加快，面色和口唇青紫、大汗淋漓、烦躁不安或咳出粉红色泡沫痰。

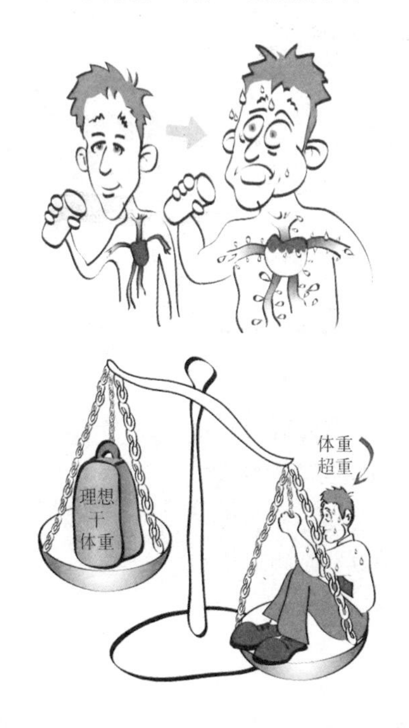

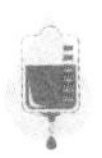

二、原因

(1) 饮食中水、盐控制不严,透析间期体重增长过多,每次透析水分超滤不足,没有达到干体重标准。

(2) 饮食中蛋白质摄入不足或有其他慢性病,导致低蛋白血症。

(3) 透析治疗过程中快速大量输血或输液,使循环血量增加过快。

(4) 存在严重的贫血和低氧血症。

(5) 原有心脏器质性病变。

三、防治措施

(1) 严格控制水分的摄入,可以进食面包、饼干等含水量较少的食物,注意饮食清淡,不能太咸。计算饮水量时注意不要忽视固体食物中的含水量。

(2) 积极控制体重增长,随时调整干体重,防止因季节变化或食欲改变等引起体重波动。

(3) 每日监测血压,定期查胸片,观察心胸比例是否正常。

(4) 保持情绪稳定,避免焦虑、恐惧等不良情绪，安静下来可以减轻心脏负担。

(5) 透析过程中出现胸闷、呼吸困难、不能平卧等不适症状时应及时告知医护人员，在家期间出现以上症状应立即来院就诊，必要时增加透析次数。

(6) 积极治疗原发病，纠正贫血和低蛋白血症等。

第九章 血透相关远期并发症管理

病友的话

“纠正贫血为什么要补铁？贫血改善了还需要继续用促红素吗？会不会加重我的高血压？”

“最近感觉皮肤很痒很痒，有没有什么可以缓解的办法？”

“生病以后感觉人越来越虚弱，本想多吃点东西补补，可是医生却告诉我要限制蛋白摄入，还说什么精蛋白饮食，什么是精蛋白饮食？”

血透技术使慢性肾衰竭病友生存期明显延长，然而血透并非完全的肾脏替代治疗，它不能完全清除体内尿毒症毒素、不能完全纠正尿毒症引起的代谢紊乱，也不能替代肾脏内分泌功能。相对于近期并发症，血液透析远期并发症随着透析时间延长、毒素积累、代谢紊乱和内分泌失调所引起的问题逐渐加重，可引发一系列并发症，严重影响病友的生活质量与生存时间。因此，早期发现和防治并发症对疾病的预后极为重要。

第一节　心血管并发症

透析人群的心血管疾病病死率比普通人群高17倍，因心血管并发症而死亡的人数占所有透析病友的50%。

一、症状及原因

透析病友常见的心血管并发症包括血压异常（低血压、高血压）、心功能不全、心肌肥厚和收缩功能障碍、冠心病、缺血性心脏病（心绞痛、心肌梗死）、心律失常、心脏功能衰竭、心包炎及心内膜炎等。

（一）心功能异常

透析间期的水钠潴留、高血压、贫血、尿毒

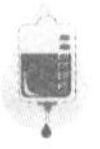

症毒素和动静脉内瘘可引起心脏负荷增加，导致心脏的器质性病变。

（二）高血压

高血压是维持性血液透析病友的常见并发症。大多数病友由于肾脏的排水功能逐步丧失，如果每天的水、钠摄入量控制不严，摄入量大于排出量，加之透析不充分，水分就会在体内蓄积，血管里的血液容量就会增加，导致血压逐步升高。还有部分病友是由于肾脏分泌的激素过多，引起血管收缩导致血压升高。

（三）心律失常

缺血性心脏病、透析过程中一些离子浓度波动、低氧血症、心肌钙化、高磷血症等都可能导致心律失常。在血液透析或血液滤过过程中，早搏发生率约为25%，特别容易发生于治疗的最后2小时。

（四）透析相关性心包炎

常见的原因有应激（如外科手术）、反复感染、容量负荷过多、甲状腺功能亢进、高尿酸血症和营养不良等，透析不充分也是主要原因之一。

（五）心绞痛或心肌梗死

可能的原因有：过多过快的脱水引起低血

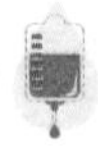

压;体外循环建立,使血容量相对不足引起冠状动脉暂时性供血不足;动脉静脉内瘘增加心脏负荷;高脂血症,血液黏稠度增加等。

(六) 脑血管意外

与下列因素有关:抗凝药物的使用;高血压、动脉粥样硬化、透析中急性血压下降引起的低灌注;大量脱水造成的血液浓缩等。

二、防治措施

(1) 限制水和钠的摄入,减少两次透析间期体重的增加,认真评估干体重,纠正容量负荷过度,充分超滤,使每次透析结束达到准确的干体重。

(2) 低钠透析或应用可调钠透析,增加透析时间或透析频率,对于顽固性高血压,改变透析模式,可应用血液滤过,以清除体内收缩血管的物质。

(3) 调整脂质代谢异常,降低脂肪类和高胆固醇食物的摄入,防止动脉粥样硬化,并进行适当的运动。

(4) 改善营养,纠正贫血,血红蛋白的目标值应为 110～120 g/L。

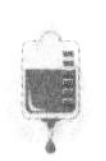

(5) 有缺血性心肌病的病友应选择对心血管影响较少的血液净化方式，如腹膜透析和连续性动静脉血液滤过。

(6) 遵医嘱规律用药，不可随意减量或停药。

(7) 定期检查：通过胸片、心电图、超声等检查评估心脏大小和心功能变化。

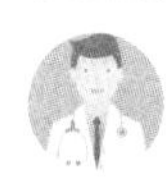

科普小课堂

血液透析病友减少心血管病变危险的措施

危险因素	措施
高血压	控制血压＜140/90 mmHg
贫血	血红蛋白在 110～120 g/L
糖尿病	糖化血红蛋白＜7.5％
脂质代谢紊乱	血胆固醇＜5.5 mmol/L
吸烟	戒烟
肥胖	加强锻炼，适当节食
慢性炎症	防止炎症和营养不良

第二节　贫　血

一、症状

软弱无力、疲乏、困倦，因肌肉缺氧所致，为最常见和最早出现的症状。其次是食欲不好、经常会觉得心慌气短等不适；其他症状还有注意力难以集中、头晕、睡眠障碍、畏寒以及头痛等；严重贫血者可出现心悸、体力下降，偶尔有心绞痛、肢体供血不足及脑缺血等。大多数病友皮肤黏膜苍白，尤其是甲床、手掌、口腔黏膜等部位。

二、原因

透析病友均伴有不同程度的贫血，其发生的原因主要有以下。

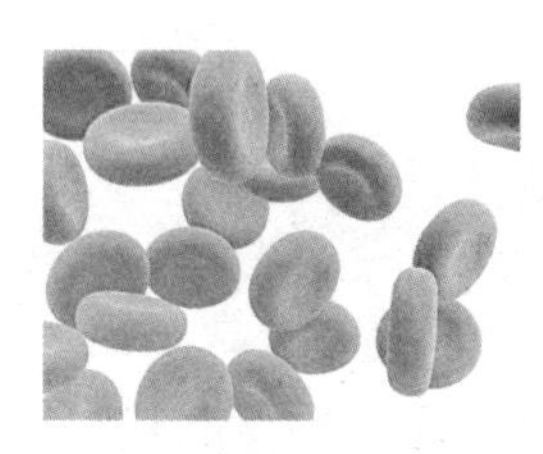

（1）红细胞生成减少。健康肾脏可以产生一种叫做促红细胞生成素（EPO）的物质，它可以刺激骨髓产生红细

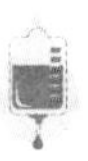

胞，慢性肾衰竭时，EPO的产生明显减少是透析病友发生贫血的最主要原因；尿毒症病友体内堆积的毒素抑制骨髓，引起造血功能障碍；铁和叶酸也是造血的主要原料，慢性肾衰竭两者摄入不足及利用障碍均可加重贫血。

(2) 红细胞破坏增多。透析病友的红细胞寿命缩短，并有破坏增加。

(3) 红细胞丢失增加。慢性长期上消化道或下消化道隐性出血，经常抽血化验或透析器中残留血的损失，可加重贫血。

(4) 甲状旁腺激素增多。甲状旁腺激素有抑制红细胞生成的作用，增加红细胞的脆性，缩短红细胞的寿命。

(5) 营养下降。病友食欲减退，蛋白质和造血物质如叶酸及各种水溶性维生素等摄入不足也是不利因素。

三、防治措施

贫血的纠正程度也就是血红蛋白的水平直接影响病友的预后，所以早期治疗贫血能够改善症状、提高生活质量。

(1) EPO是目前治疗贫血最有效的方法，

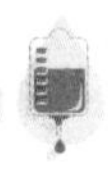

EPO可以皮下或静脉给药，医生会根据病友的具体情况推荐适合的给药方式。

（2）使用EPO的同时需要补充铁剂、叶酸、维生素B_{12}和维生素C。铁是造血的必需原料之一，铁缺乏是造成EPO疗效差的主要原因，促红素治疗后由于红细胞生成增加，对铁的需要量也增加，加上治疗中的失血等，使缺铁非常常见，病友需要较高的铁储备，才能维持较为理想的血红蛋白水平。叶酸和维生素B_{12}也是人体骨髓造血的必要原料，而维生素C具有促进铁的吸收的作用。

（3）应用EPO治疗的过程中需定期评估贫血的程度以及体内铁的状况，目标血红蛋白应达到110～120 g/L，根据化验结果科学合理地调整EPO的用量，不可擅自停药。

（4）充分透析，清除体内的毒素。

（5）改善食欲，选择低磷、优质蛋白饮食，多食含铁、叶酸丰富的食物。

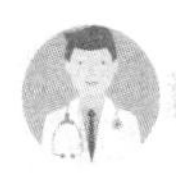
科普小课堂

贫血对人体会造成哪些危害

（1）贫血导致左心室肥厚，加重心力衰竭和

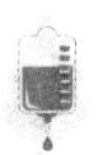

心肌缺血，可引起心率增快、心脏做功增大等。

(2) 长期贫血导致主要脏器功能减弱，如影响睡眠、影响消化功能以及卵巢或睾丸的内分泌功能，可引起认知功能障碍等。

(3) 贫血会造成免疫功能低下，使感染机会增加，增加其他并发症及住院率，不仅影响生活质量，而且增加了医疗费用。

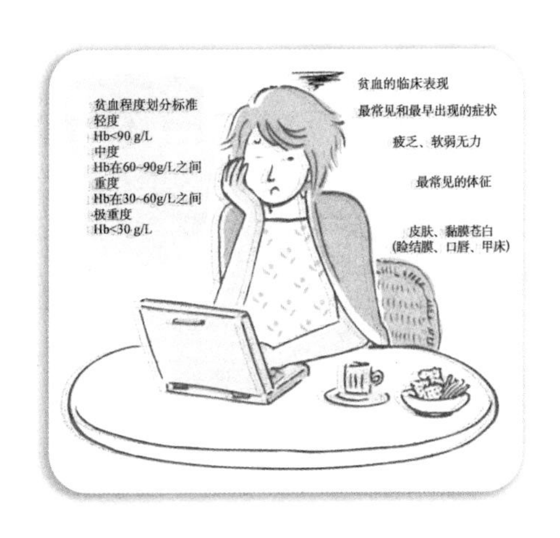
贫血程度划分标准
轻度
Hb<90 g/L
中度
Hb在60~90g/L之间
重度
Hb在30~60g/L之间
极重度
Hb<30 g/L
贫血的临床表现
最常见和最早出现的症状
疲乏、软弱无力
最常见的体征
皮肤、黏膜苍白
(睑结膜、口唇、甲床)

第三节　肾性骨病

肾性骨病是指慢性肾脏病时矿物质及骨代

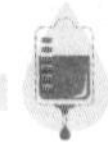

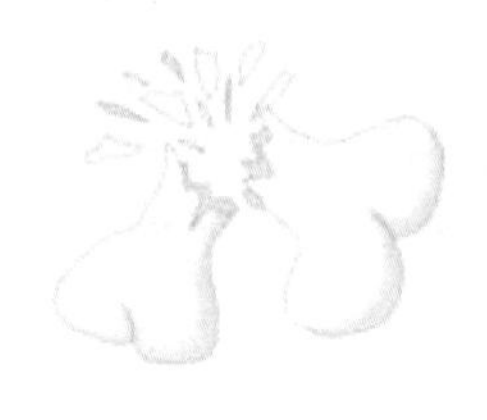

谢异常，是慢性肾衰竭长期、严重的并发症之一。它可发生于慢性肾脏病早期，并贯穿于肾功能不断恶化的整个过程。几乎所有透析病友都可能发生肾性骨病，如果病情控制不好可逐渐加重。

一、症状

肾性骨病早期可能没有任何不适表现，但存在血液化验的异常，随着肾功能的进一步恶化，肾性骨病逐渐加重，慢慢就会出现下列症状：

（一）骨痛和骨折

重者可出现全身关节骨骼的疼痛，骨痛的性质常模糊不清，多表现为腰、髋、膝和下肢部位，常在负重、受压、运动或体位改变时加重。肾性骨病还可引起骨质疏松，导致病友发生骨折。

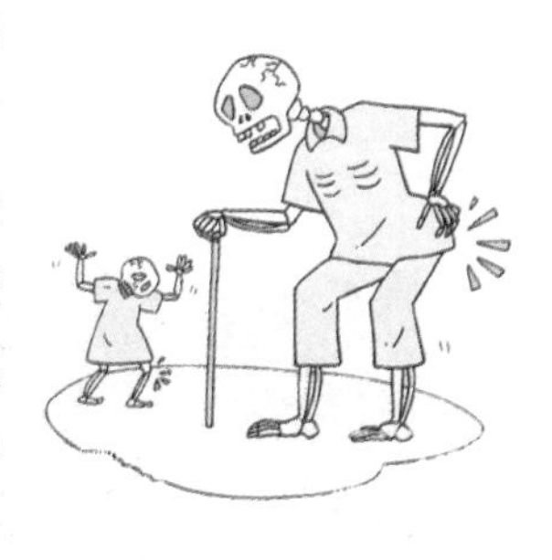

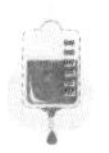

（二）近端肌无力

下肢尤其明显，病友走路摇晃，上楼困难，从坐位站起需他人帮助等。

（三）关节痛、关节炎

多发生在足跟、踝部和膝关节，局部有红、肿、热、痛，可累及单一关节或多个关节。

（四）骨骼畸形和生长迟缓

病友可出现腰椎侧凸及胸廓畸形等改变，有的病友出现佝偻病性改变，有的表现为脊柱弯曲，身高缩短（退缩人），儿童病友还会出现生长迟缓。

（五）转移性钙化

软组织钙化，包括血管、关节周围（腕管综合征）、皮下和眼睛等；内脏钙化，包括心脏和肺，如心脏瓣膜钙化，广泛的肺钙化引起肺纤维化。

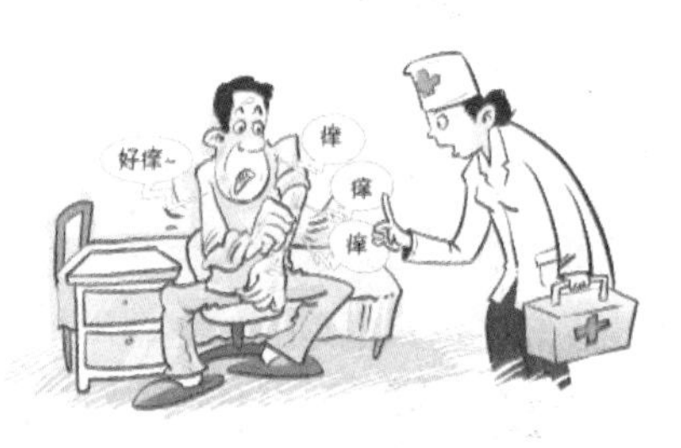

（六）皮肤瘙痒

钙磷在皮肤沉积所致。

（七）精神异常

部分病友因甲状旁腺激素（PTH）水平升高可出现轻度抑郁症。

二、原因

影响肾性骨病的因素是多方面的，主要原因有以下。

（一）钙、磷代谢紊乱

肾脏功能减退时，肾脏合成分泌活性维生素D和排泄磷的能力降低，导致血清中钙降低而血磷水平升高，使得骨矿化及代谢异常，这是影响肾性骨病的中心环节。

（二）酸中毒

慢性肾衰竭病友都有不同程度的代谢性酸中毒，酸中毒不仅使骨的组成成分和骨功能发生改变，还会限制饮食中钙的吸收，导致破骨活动增强而成骨活动减弱。

（三）继发性甲状旁腺功能亢进

慢性肾衰竭时的低血钙、高血磷是刺激甲状旁腺激素（PTH）合成分泌的重要因素，透析

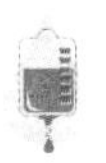

病友因体内高水平的 PTH 导致纤维性骨炎，大约 75%的透析病友血 PTH 升高，40%～50%有继发性甲状旁腺功能亢进。

（四）活性维生素 D 缺乏

透析病友合成分泌活性维生素 D 减少，导致机体对钙的吸收减少，加重继发性甲状旁腺功能亢进。

（五）β_2-微球蛋白沉积

正常人每天产生的 β_2-微球蛋白可完全经肾脏代谢排出体外；但肾功能衰竭的病友对 β_2-微球蛋白排泄减少，血中升高的 β_2-微球蛋白可以沉积在骨、关节及肌腱等处，引起骨损害。

三、防治措施

肾性骨病到晚期治疗很困难，所以重点在于预防，一定要配合医生按时服药、定期化验检查、及时调整治疗方案，将血中钙磷水平控制在理想范围内，防治甲状旁腺功能亢进，针对病因采取如下治疗措施。

（1）纠正低钙高磷血症。充分透析，延长透析时间或增加透析频率，也可以加用血液透析滤过或血液透析灌流增加磷的清除。

（2）合理选择食物。了解食物的营养成分和含量，清楚钙、磷、蛋白质的比例，限制磷含量高的食物，如需补钙可增加膳食中钙的摄入。

（3）药物干预。就餐时服用磷的结合剂，如含钙的碳酸钙片和醋酸钙，非含钙的司维拉姆和碳酸镧，尽量控制钙磷在正常范围：血磷水平应该保持在 1.13～1.78 mmol/L；血钙水平最好维持在低限 2.10～2.37 mmol/L。

（4）合理使用维生素 D。血透病友必须使用有活性的维生素 D（如罗钙全），而且要定期监测血钙、血磷、碱性磷酸酶以及甲状旁腺激素水平，随时调整用量，但并不是所有透析病友都要服用维生素 D，如果用药不当，会加重骨病。

（5）积极防治甲状旁腺功能亢进。预防甲旁亢是治疗肾性骨病的关键，如果经过大剂量药物治疗仍不能改善症状，甲状旁腺组织增生明显，则需要进行手术切除。

（6）运动。运动是增加骨密度、降低骨丢失的重要手段，能减轻肌肉萎缩、提高运动强度和耐力，改善精神心理状况，提高生活质量，透析日可按照运动疗法进行床上运动，非透析日可进行户外运动和日光浴。

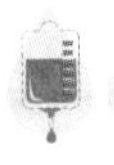

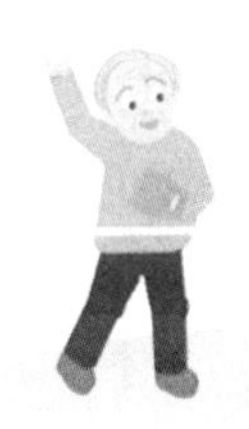

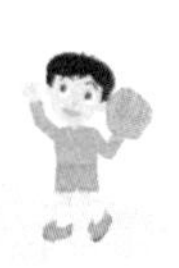

第四节 营养不良

营养不良主要是由于蛋白质及热量摄入不足造成的,尽管病友进入透析阶段后鼓励高蛋白饮食,但受多种因素的影响,往往达不到预计的营养要求。所以,透析病友营养不良是比较常见的问题,其发生率仍然很高。

一、原因

(一) 厌食

尿毒症本身导致的食欲下降、透析不充分、食物味道差或限制饮食、便秘、药物的不良反应等可引起厌食,使营养物质的摄入减少。

(二) 治疗药物的干扰

比如服用铁剂会引起胃肠道反应,磷结合

剂可引起便秘等；另外，感染时应用抗生素等均会影响食欲。

（三）血液透析的不良反应

心血管不稳定、恶心、呕吐，透析后疲倦也会造成营养素的摄入不足；透析虽然清除了毒素，但也丢失了许多对身体有用的营养成分，每透析一次大概丢失 6～8 g 氨基酸。另外，反复的感染、酸中毒会引蛋白质分解代谢增加。

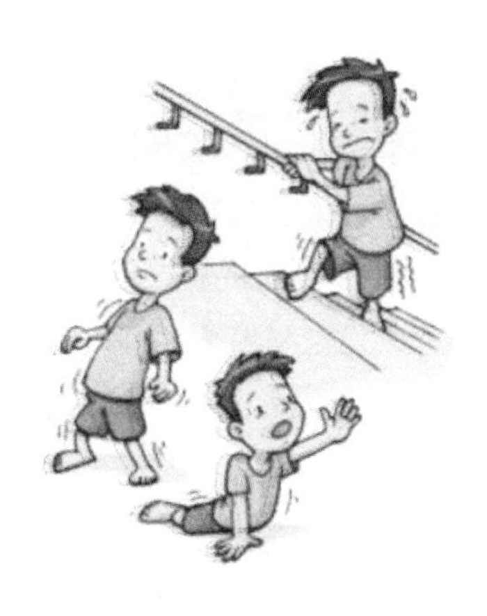

二、表现

疲乏无力、萎靡不振、伤口不易愈合，心力衰竭、心肌梗死等并发症严重而多发，严重影响

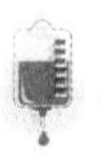

透析病友的生活质量和存活时间。

三、营养状况的评估

对透析病友营养状况进行精确地评估是十分重要的。了解病友的营养状况，制订合理的饮食方案，对透析病友的预后有非常重要的意义。

（1）饮食摄入情况。食欲变化的可能原因、有无合并其他并发症。

（2）皮肤。皮肤的色泽、发质的变化、指甲的外观、皮下脂肪的厚度等。

（3）体重。不明原因的干体重下降，提示有营养不良发生的危险。

（4）人体测量。检测病友的脂肪储存和肌肉质量来判断营养状况，主要测量身高、体重、体重指数、上臂中段臂围等。

（5）功能评估。日常生活的能力和基本体力。

（6）生化检查。生化指标可以提示营养的摄入不足。包括血清尿素氮、白蛋白、钾和磷的降低。长期来看，低尿素氮水平（＜20 mmol/L）提示蛋白摄入不足，血肌酐的降低反映了肌肉容积的减少，血胆固醇的降低反映了蛋白质和

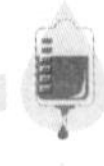

能量摄入不足。

四、防治措施

营养不良是透析病友常见的并发症，多数透析病友尤其是老年病友确实存在明显的摄入不足。另外，还有一些饮食上的误区，常常饮食限制得太过，更进一步加重了营养不良。针对如何更好地防治，我们提出以下建议：

（1）去除病因。营养不良是多因素引起的，应积极寻找原因，培养良好的生活习惯，有助于改善营养不良。

（2）透析充分。要保证充分透析，有助于改善食欲。

（3）饮食原则。尽量达到对透析病友的营养需求，和健康人的饮食指南一样，50%能量应由碳水化合物和富含纤维食物提供，30%～35%由脂肪提供。选择优质蛋白质（如鸡蛋、牛奶、瘦肉、鱼等）、高热量、低盐、低钾、低磷饮食，控制水分的摄入。

（4）合适使用营养制剂。食欲不佳、存在营养不良、透析不充分的病友建议遵医嘱应用一些营养制剂。

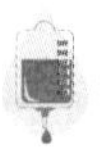

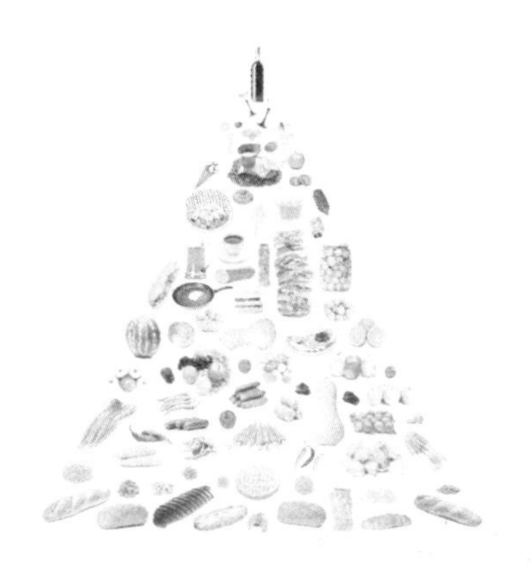

血液透析病友每日的营养要求

食物	透析频次	
	每周 2 次	每周 3 次
蛋白质(g/kg 体重)	1.0～1.2	1.2～1.5
脂肪(g)	40～60	40～60
食盐(g)	3～4	4～5
钾(mg)	<1 300	<1 500
磷(mg)	<1 000	<1 000
水(ml)	1 300	1 500
热量(kcal/kg 体重)*	30～35	40

* 1 kcal=4.18 kJ

第十章　血透病友常见症状管理

病友的话

“我的睡眠质量很差，每天早上4点不到就醒了，怎么也睡不着了！”

“我每次透析下机后，总感觉很累、想睡觉，坐起时还有些头晕，做事情时提不起精神，注意力不集中，这是什么问题啊？”

“不是说皮肤瘙痒只要‘加透’就可以改善的吗？怎么我‘加透’之后也是没改善的呢？”

“每次在睡觉时都感觉腿部像有虫在爬，不能入睡，必须起来活动，这样反复到凌晨三四点钟，真的是好难受啊……”

血液透析病友普遍经历多种疾病和治疗相

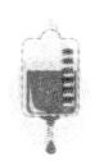

关的生理和心理症状，如睡眠障碍、皮肤瘙痒、不宁腿综合征、透析性疲乏、焦虑和抑郁等。不同病友症状的发生频率、持续时间、严重程度和困扰程度不尽相同，但持续的症状负担可显著影响病友的生存质量。因此，病友在长期的慢性病管理中，应加强对这些常见症状的认识和管理，并对症状重、困扰大、频率高的症状采取干预措施，改善症状负担，减轻身心痛苦，提高生活质量。

第一节　睡眠障碍

睡眠障碍是指入睡困难和难以保持正常的睡眠状态，是透析病友常见的症状之一。据报道，41%～57%的血液透析病友有一种或多种睡眠障碍表现，如入睡困难、夜间容易转醒、早醒、睡眠呼吸暂停等。

一、原因

（一）疾病本身因素

严重的躯体疾病是失眠的主要原因，包括尿素氮、肌酐等代谢产物在体内蓄积，导致尿素

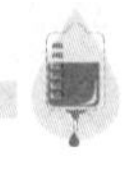

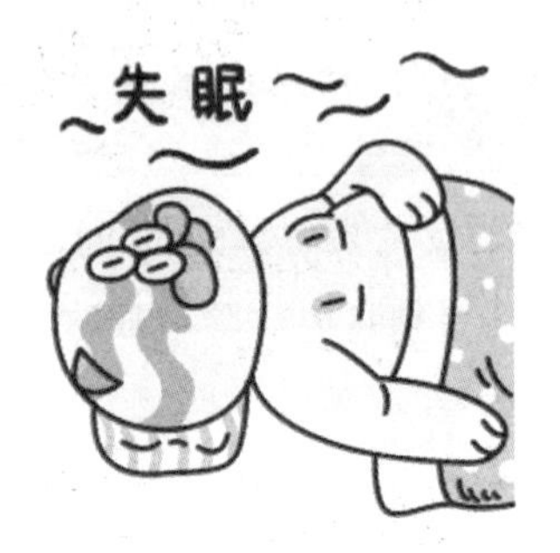

性皮炎或钙盐在皮肤及神经末梢沉积引起皮肤瘙痒；钙磷代谢紊乱、甲状旁腺激素异常等多因素所致的骨痛；水、电解质紊乱、水钠潴留等引起胸闷、头痛等不适；水及毒素进入肠腔，刺激胃肠黏膜，影响消化功能，致使腹胀、恶心等，这些身体的不适症状严重影响了病友的睡眠质量。

（二）透析治疗方面因素

1. 透析并发症

低钙、周围神经病变等可诱发夜间肌肉痉挛和不宁腿综合征，不宁腿综合征引起失眠的概率是正常病友的 24.45 倍，导致睡眠总质量下降。夜间肌肉痉挛，特别容易发生于脱水较多的老年病友，以下肢小腿多发，严重影响病友的睡眠质量。

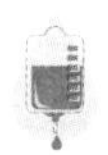

2. 透析年限

随着透析时间的延长，各器官不仅因年龄而老化，更因长期受毒素的损害而造成机能下降，直接影响病友的睡眠质量。

3. 透析质量

体内毒素水平如中、大分子物质清除不够可能是导致睡眠障碍的重要原因，高通量透析器对中、大分子毒素清除率更高，减少中、大分子毒素的蓄积，也有益于提高睡眠质量。

(三) 心理行为因素

1. 心理问题

主要由社会适应能力下降、人际关系敏感、生活及家庭压力引起，这些因素可导致透析病友情绪焦虑、抑郁、恐惧、紧张且长期受疾病困扰，担心预后不良、工作能力下降、难以支撑透析治疗的费用，由此引起极大的精神压力，均可能导致睡眠障碍。

2. 个人生活习惯

过量饮酒和吸烟是睡眠障碍的独立危险因素，且若病友白天活动少，或者白天睡眠过多也是睡眠障碍的原因之一。

二、防治措施

1. 养成良好的生活习惯和严格的作息时间

保持良好、积极向上的心态，早睡早起、合理的膳食以及调和脾胃，是良好休息的前提。戒烟戒酒，不熬夜，保证睡眠充足，避免睡前饮用咖啡或浓茶，晚餐宜早不宜过饱。每天进行适度的运动，能改善疲惫感、身体倦怠、难以入睡等情况。睡前避免观看刺激性新闻、影视，不宜讨论问题，可听听轻音乐，放松心情；透析过程中可看看报纸、书籍，避免白天大量睡眠造成晚上无觉可睡。建立良好的睡眠环境，保证室内温湿度适宜，睡前关闭门窗，减少噪音，每晚尽量在同一时间段睡觉，养成良好的睡眠习惯。

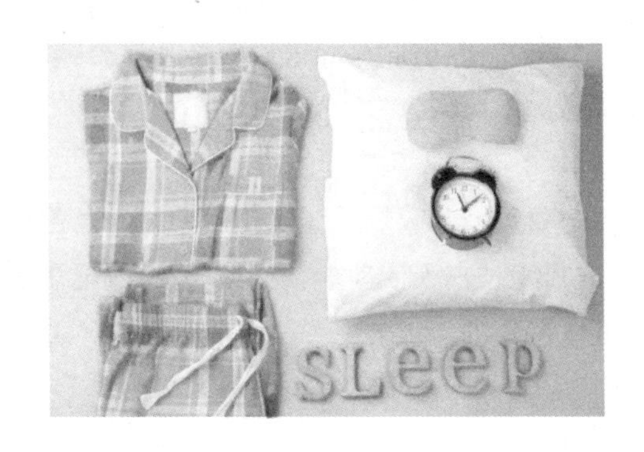

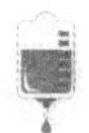

2. 规律透析

不要轻易“旷课”和缩减单次透析时间：保证透析治疗的充分性，积极纠正代谢性酸中毒、电解质紊乱、贫血、营养不良等情况，有条件的病友可采取高通量血液透析以及采用血液透析滤过、血液灌流的方式进行透析。

3. 选择合适的药物治疗

在医生的指导下进行药物选择，选用催眠药物时，需要充分了解睡眠的生理功能、失眠的程度以及个体要求。治疗不是使睡眠依赖于药物，而是要用药物重建正常的睡眠。

4. 中医中药治疗

采用耳穴贴压，穴取神门、心、交感、皮质下，均可显著改善睡眠；中药足浴也能有效改善老年失眠病友的睡眠质量。

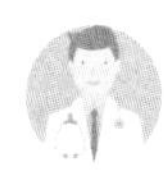

科普小讲堂

治疗失眠的药物有哪些？

(1) 服药须知：遵从医嘱，按时按量，不能盲目做主乱吃药；按需服用，小剂量间断，以免产生药物依赖。

（2）常用药物比较。

药物	优势	劣势
巴比妥类	小剂量可缓解焦虑，中等剂量可催眠	容易耐受和依赖，不良反应多，已很少使用
苯二氮䓬类（安定、氯硝西泮）	抑制觉醒，延长睡眠时间	不良反应明显，长期服用会成瘾
多巴胺受体激动剂（普拉克索）	可降低不宁腿综合征的发生	
谷维素	改善神经失调与内分泌紊乱，稳定情绪，改善神经衰弱症状，价格低廉	

第二节　皮肤瘙痒

皮肤瘙痒是一种常见的、难以耐受的症状，在透析病友中发病率为60%～90%。随着透析时间延长，症状逐渐加重，使病友终日焦虑，十分痛苦，严重影响生活质量。如护理不当会并发皮肤感染，增加医疗费用，甚至威胁生命。

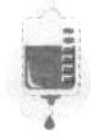

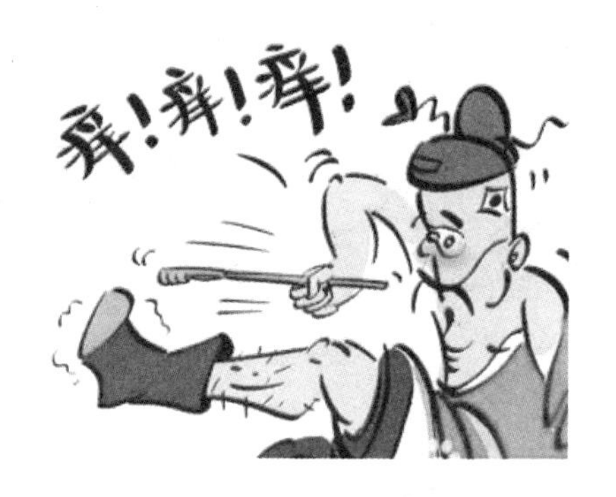

一、原因

1. 电解质代谢障碍

血透病友由于排磷减少，血磷水平反复升高，血钙水平下降，刺激甲状旁腺激素（PTH）分泌而导致继发性甲状旁腺功能亢进，从而引起皮肤瘙痒，PTH 增高是一个重要致病原因。

2. 氮质代谢产物潴留

氮质代谢产物潴留对皮肤的刺激以及皮脂腺及汗腺萎缩，使皮肤出现不同程度的干燥、脱屑而引起瘙痒。病友皮肤外观像鱼鳞癣样，瘙痒难忍，经常搔抓，甚至抓破皮肤也不能得到缓解。氮质代谢产物增多与透析不充分有关。

3. 过敏反应

透析病友易发生过敏反应主要因为肝素、血透管路增塑剂及透析器消毒剂(环氧乙烷等)可刺激病友的脾、骨髓及皮肤内肥大细胞增殖，导致血中组胺浓度增高而诱发皮肤瘙痒。

二、防治措施

1. 限制饮食中磷的摄入

建议磷的含量为每日 600～1 200 mg，避免食用豆制品类食物及动物内脏，同时服用磷结合剂。

2. 应用活性维生素 D 补钙

注意定期要监测血钙浓度，并调整透析液至适当的钙浓度，防止高钙血症。

3. 保证透析充分

定期选做血液灌流或血液透析滤过治疗。条件允许，可选用中通量或高通量的透析器进行透析。

4. 药物治疗

可使用抗组胺类药物或外用止痒药物药膏，尽量不用或少用含有激素的药膏，避免使用一些可能引起瘙痒的药物。

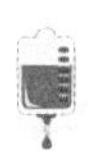

5. 日常护理

穿棉质、宽松的内衣裤。洗澡水不宜太热，一般用40℃温水洗澡为宜，避免使用碱性香皂及沐浴液。为避免皮肤干燥引起瘙痒，局部可涂保湿润滑剂，如甘油、凡士林、维生素E乳膏等，同时做好个人卫生，勤洗澡、勤更衣，不宜饮酒，少吃刺激性的食物。

6. 改变抓痒的方式

用手轻轻拍打瘙痒的部位，而不是用指甲挠抓，并勤剪指甲。可用冷水、冰毛巾湿敷减轻瘙痒，特别注意保持动静脉内瘘侧手臂皮肤的完整性，以免造成内瘘感染。若局部感染者，可遵医嘱使用百多邦抗生素软膏。

7. 心理护理

发生瘙痒时可分散注意力，保持良好的心态。

第三节 慢性便秘

慢性便秘是血液透析病友常见的并发症之一，其发病率高达61.17%。慢性便秘主要表现为便意减少或缺乏便意，想排便而排不出（空

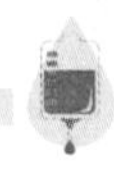

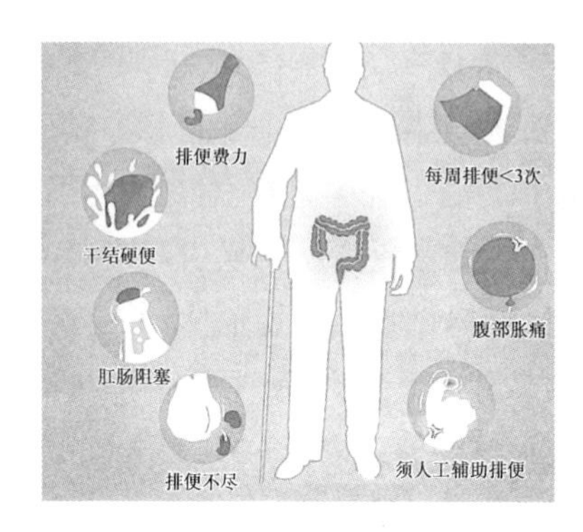

排)、排便困难费时(超过10分钟)、每日排便量少(<35 g),排便次数每周少于3次。

一、原因

1. 药物的影响

透析病友常服用的某些药物如:含钙的磷结合剂、铁剂、钙通道阻滞剂、利尿剂以及其他可能较长期服用的药物如:抗抑郁药、抗组胺剂、抗酸药(包括铝、镁),非甾体消炎药等均可能导致便秘。

2. 饮食不当

透析病友因为必须控制透析间期体重的增长,尤其少尿或无尿病友更为严格地限制水分及水果、蔬菜等食物的过量摄入,致使肠道内水

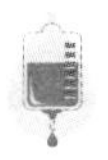

分、纤维素不足，肠蠕动减弱，易发便秘。

3. 透析影响

血液透析过程中，在4小时的透析时间内要清除2～3天蓄积的毒素和体内过多的水，会造成肠液减少，大便干结，特别当体重接近或低于干体重时，过度超滤不仅可致尿量减少，也可引起或加重便秘。

4. 生活习惯的改变

每周2～3次的透析治疗会干扰部分病友的作息规律及排便习惯，透析中出现便意时，由于环境所限，大多采用抑制便意的方法，未能及时排便，久而久之就会导致便秘发生或加重。

5. 休息与运动

日常活动量少，长时间坐位及卧床休息等生活方式，老年人以及存在糖尿病等基础疾病的透析病友更易出现便秘情况。

二、危害

（1）慢性便秘常伴随有腹痛、腹胀、恶心、呕吐、疲倦和头痛等症状，若持续进展，也可导致一系列并发症，如肛裂、直肠脱垂、粪便嵌顿、甚至肠梗阻等。

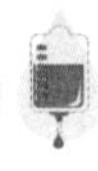

(2) 长期便秘会增加高钾血症的发生率，影响透析中干体重的准确计量和超滤量的正确设定。

(3) 粪便长时间潴留在肠道内，粪便中分解的毒素吸收入血液循环还会加重尿毒症症状，用力排便还可诱发心绞痛、心肌梗死、心力衰竭、心律失常、脑出血等严重心脑血管事件，甚至危及生命。

(4) 慢性便秘使用刺激性泻药还会导致便秘的恶性循环，增加消化道肿瘤的发病率。

三、防治措施

1. 放松心态，调整作息

根据透析安排调整排便时间，养成规律的排便习惯，每天坚持蹲坐 10～20 min，试行每日在同一时间排便，最好在早饭后 15～20 min 进行。

2. 合理设定超滤量

控制透析间期体重增长，避免超滤过度，如有便秘情况应及时和医师沟通。

3. 增加富含纤维食物的摄入

膳食中可以补充适量的含麸谷物，减少辛

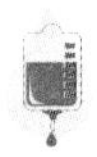

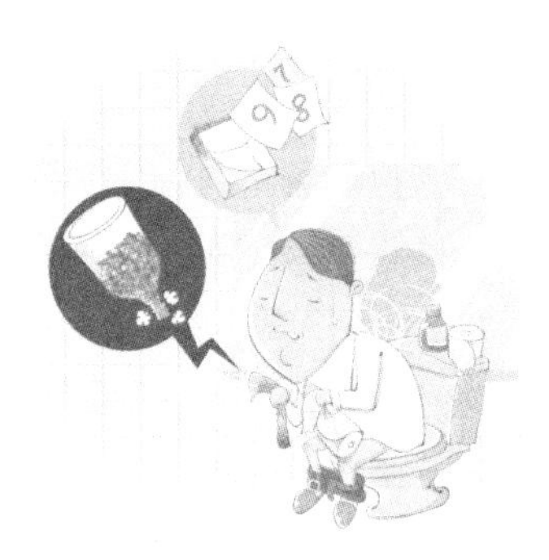

辣油腻食物的摄入。膳食纤维主要存在于植物性食物中(水果、蔬菜),含量较高的有韭菜、菠菜、芹菜等。

4. 适当增加活动量

日常减少坐卧时间,可进行一些力所能及的体育锻炼,如散步、做操、打太极拳等。活动耐力较差的病友,可提供适当的出行辅助工具或在他人陪同下活动,促进胃肠道蠕动,改善消化功能。

5. 避免滥用泻药

经常服用泻药可导致依赖,加重胃肠功能紊乱,对排便习惯造成毁灭性的影响。建议选择一些温和的润肠药物,如乳果糖或益生菌,如乳酸菌饮料、酸奶类,可以平衡肠道菌群,帮助消化排便。

6. 腹部按摩操

卧床时间较长的病友,可在家属帮助下做腹部按摩操。具体方法:仰卧位,双腿屈曲,病友自己双手重叠(左手在下,右手在上)置于右下腹,用大鱼际肌和掌根着力沿右下、右上、左上、左下顺时针方向推展按摩腹部,要有一定力度,以深度下压 1~2 cm 为宜,幅度由小变大,直至引起肠蠕动。每日 1 次,每次 15~20 min,可在便前 20 min 或餐后 2 h 左右进行。

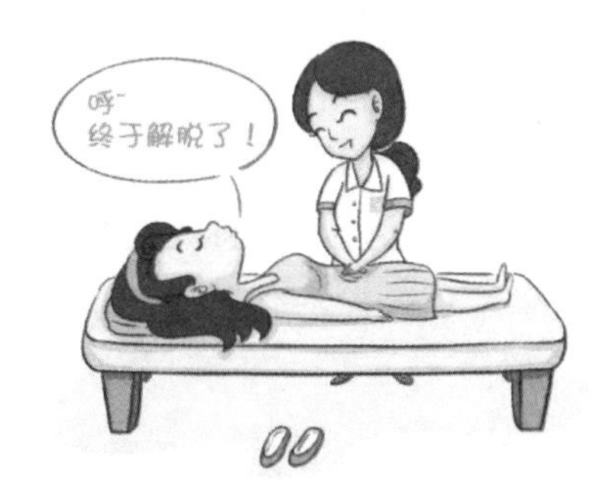

7. 保持心情舒畅

压力过大会减慢结肠蠕动,造成便秘。避免紧张、抑郁情绪,放下压力,轻松快乐,心情舒畅,大便就会通畅。

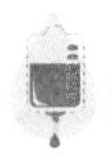

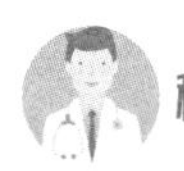

科普小讲堂

常用通便药物的选择？

（1）目前通便药物大致可分为润滑性通便剂、粪便软化剂、纤维补充剂、团块形成性通便剂、刺激性泻药、渗透性泻药6类。

（2）通常可选用粪便软化剂，尤其对于卧床或久坐、大便硬结的病友，常用的药物是多库酯钠。

（3）润滑性缓泻剂（液体石蜡），可改变粪便的硬度，阻止肠黏膜吸收水分，但长期使用会妨碍脂溶性维生素的吸收，宜偶尔睡前服用。

（4）刺激性泻剂（番泻叶、大黄等）含有的蒽醌苷类在肠道内被细菌最终分解为蒽酮，会导致电解质紊乱和结肠黑变病，滥用可产生依赖性和耐药性，引起泻剂性便秘。

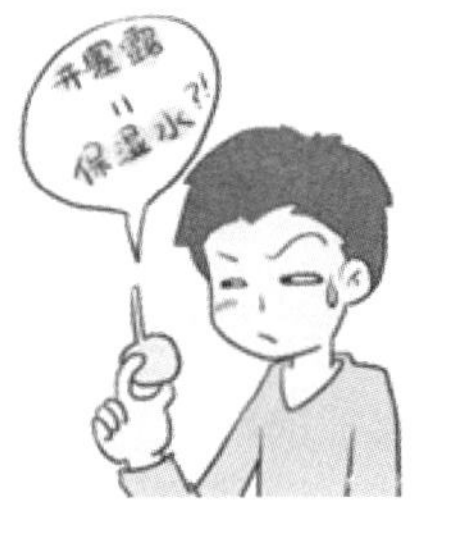

（5）渗透性泻药常见的有山梨醇（开塞露）、乳果糖（杜密克）和盐类通便剂等，可使肠内渗透压增高，

肠腔内水量增加，便于粪便排出。但必须监测电解质，不可长期使用。

第四节　不宁腿综合征

透析室里经常会看到这样的场景：一位病友不停地拍打他的下肢，有时做着蹬自行车的动作，有时甚至央求护士扶他床边动一动。他是在锻炼吗？事实并非如此，他正遭受着尿毒症病友常见的并发症——不宁腿综合征的困扰。

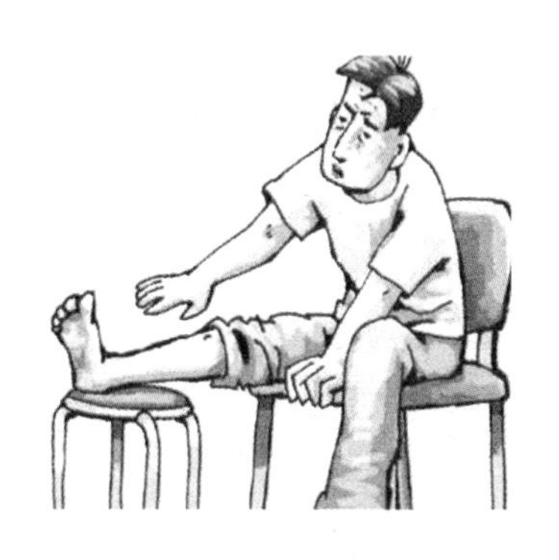

不宁腿综合征是一种睡眠相关的运动障碍，主要表现为膝、踝关节间的小腿深部难以忍受的如爬虫样、针刺样、瘙痒等不适感，多数难以描述，常为双侧对称性，少数可累计大腿或上

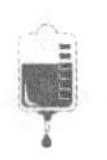

肢。发生时病友常不能保持安静，强迫活动后症状可缓解甚至消失，症状好发于夜间或休息时，并在卧位时加重，进而造成睡眠障碍。

一、症状

(1) 腿部常有难以描述的不适感，如蠕动、蚁走、瘙痒、烧灼、触电感等。

(2) 静息后(坐和躺)可使症状出现或加重。

(3) 持续活动可使症状部分或全部缓解：轻症者在床上和椅子上伸展一下肢体即可缓解症状；重症者需来回踱步、搓揉下肢、伸屈肢体才能减轻症状。重新平躺或坐下后数分钟至1小时，上述症状常常再次出现。

二、原因

透析病友发生不宁腿综合征的原因比较复杂，发病机制目前尚不十分明确，可能是以下多种因素综合作用的结果：

(1) 个人基本情况，如年龄、性别、透析时间、是否有糖尿病等。

(2) 个人生活习惯，如吸烟、饮酒等，吸烟是不宁腿综合征发生的危险因素。

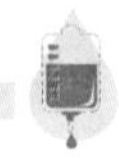

(3) 机体营养状况、肝脏损伤程度,如缺铁性贫血、叶酸缺乏、维生素 B_{12} 缺乏等。

(4) 透析有效性、充分性状况,如体内尿素氮、血肌酐、尿酸、血磷、钾等水平越高,不宁腿综合征发生的风险越大。

(5) 代谢状况(甘油三酯、胆固醇)及激素(甲状旁腺激素、红细胞生成素等)水平。

大多数研究表明某些尿毒症毒素在体内蓄积,产生水、电解质、酸碱平衡紊乱,血糖异常及营养不良等可使周围神经发生脱髓鞘表现,神经传导速度也减慢。随着透析时间延长,透析不充分,体内毒素蓄积增多,对此病起主要作用。

三、防治措施

1. 非药物治疗

病友可进行正规的体育锻炼,规律睡眠,避免长期的睡眠剥夺。还可通过充气挤压下肢肌肉(加压疗法)、经颅电刺激或低频重复磁刺激等物理治疗改善临床症状。

2. 药物治疗

对非药物治疗不能缓解的中重度病友,夜间睡眠质量和日间功能受到严重影响,比如出现

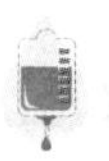

心悸、烦躁、注意力不集中、认知功能改变等，就需要进行药物治疗。可使用安定、神经营养药、抗抑郁药和抗癫痫药来缓解症状，控制病情。

3. 加强透析

采用血液灌流、血液透析滤过和高通量血液透析治疗可取得一定效果。合理调节透析时间和透析频率，确保做到充分透析。

4. 纠正营养不良

补充必需氨基酸、维生素 B_1、B_6、B_{12} 等微量元素，应用促红细胞生成素和铁剂纠正贫血，使血红蛋白为维持在 110～120 g/L，血清铁蛋白＞200 ng/ml；但应减少食用海产品、动物内脏等易致敏食物，多摄入新鲜蔬菜及鸡蛋、牛奶等优质蛋白质。

5. 适当参加体育锻炼

加强腿部运动，如散步、慢跑、下蹲、踢腿等，提高体质，缓解紧张情绪，运动幅度及时间应适宜，以不感觉劳累为宜，以免加重病情。

6. 养成良好的睡眠习惯

入睡前可洗热水澡，并按摩下肢，还可以用手搓脚心，直到发热、发红为止。减少白天睡眠时间，少饮咖啡、浓茶等物质。

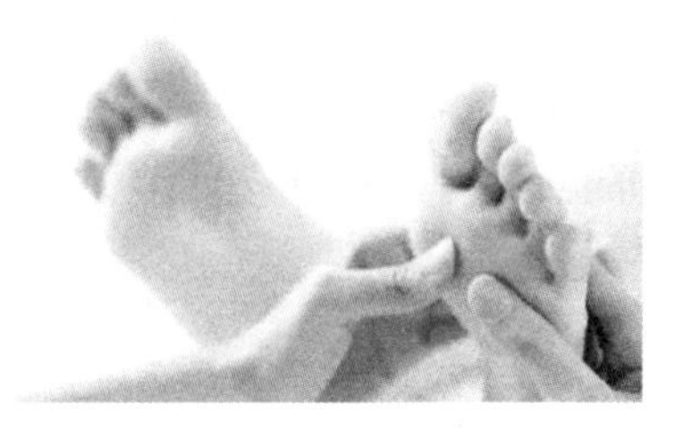

7. 避免接触刺激性物质

尼古丁、咖啡因等物质具有兴奋神经系统的功能，会加重不宁腿症状。若皮肤有瘙痒、针刺、蚁行感觉时，切不可用力抓挠，避免皮肤破损感染，可温水泡浴或泡脚，促进血液循环。

8. 保持良好心态

抑郁和焦虑情绪会加重不宁腿症状。

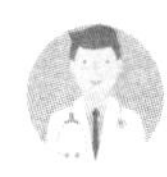
科普小讲堂

如何诊断不宁腿综合征？

必须同时满足以下5项，方可诊断为不宁腿综合征：

(1) 活动双下肢的强烈愿望，常伴随着双下肢不适感，或不适感导致的活动愿望。

(2) 强烈的活动愿望，以及任何伴随的不适感，出现于休息或不活动（如患者处于卧位或坐

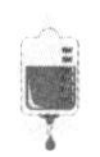

位)时加重。

(3) 活动(如走动或伸展腿)过程中,强烈的活动愿望和伴随的不适感可得到部分或完全缓解。

(4) 强烈的活动愿望和伴随的不适感在傍晚或夜间加重,或仅出现在傍晚或夜间。

(5) 以上这些临床表现不能纯粹由另一个疾病或现象来解释,如肌痛、静脉淤滞、下肢水肿、关节炎、下肢痉挛、体位不适和习惯性拍足。

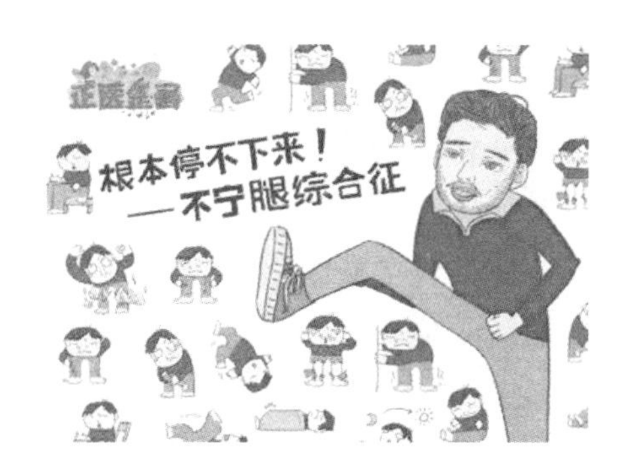

第五节　透析后疲乏

疲乏是透析病友最常见的症状之一,在治疗期间,60%～97%的病友会经历不同程度的疲乏。疲乏是一种不愉快的症状，表现为在透析治疗后出现疲劳感或精疲力尽的感觉，是很多病友拒绝接受最佳透析治疗方案的常见原因。

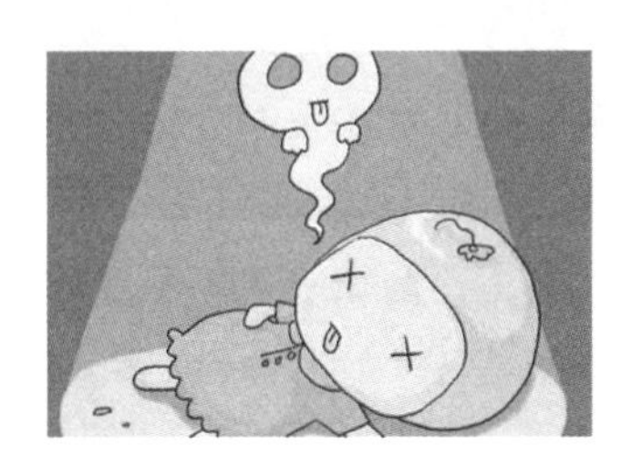

一、原因

透析疲乏的产生往往与并发症、脱水量、透析间隔期间体重增长超出干体重的百分比、长时间的慢性炎症状态以及营养不良等状况相关。具体表现如下：

1. 人口学因素

如年龄，年龄＞60 岁的病友常常伴有较高程度的疲乏，可能与老年病友体力活动下降、透析时间长、抵抗力及耐受力较差有关。

2. 透析相关因素

透析并发症是病友疲乏产生的重要因素，透析并发症越多，透析后越容易发生疲乏，其中

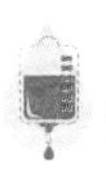

以低血压和抽筋最为常见。而抽筋、低血压通常是由于脱水量过多，心血管代偿超标，有效循环血容量不足所引起的。营养不良也是影响病友体力活动水平的重要原因，纠正贫血，可以改善病友的疲乏状况，尤其是血红蛋白＜100 g/L的病友。

3. 体力活动下降

影响病友体力活动的因素主要包括：病友对运动知识的错误认知（如认为尿毒症期不能进行运动）；伴有高血压、贫血等合并症，使病友害怕运动加重病情。

4. 睡眠紊乱

主要表现在睡眠质量差、失眠易醒、日间嗜睡、呼吸暂停。

5. 社会心理因素

长期透析病友需要面对生活方式改变、社会家庭地位丧失、巨大的经济压力等一系列的应激与挑战，造成了巨大的心理压力。

二、防治措施

1. 积极治疗各种并发症

对日常饮水和干体重增长的范围进行严格

把控，准确稳定的维持干体重，预防低血压、抽筋、营养不良、心脑血管疾病等并发症的出现。

2. 调整透析处方

评估透析充分性，可适当延长透析时间或者增加透析频率，以减少透析后的恢复时间。

3. 注意自身营养状况和微炎症反应

保证充足的优质蛋白、能量、脂肪、碳水化合物和微量元素的摄入，做到规律饮食，规律透析。

4. 加强社会支持

可以通过养些花草宠物、外出散步、改善自己的人际环境、结识新朋友或参加社会活动等来充实自己，改善生活中“无所事事”所导致的疲乏。多做些可以令自己快乐的、有意义的事情，或者为身边人带来欢乐的事情，避免焦虑和抑郁情绪。

5. 运动锻炼

主要包括有氧运动（如有氧脚踏车、太极拳、瑜伽、步行、爬楼梯）和无氧运动（抗阻运动）。病友可在透析开始后的前 2 小时内进行，通过固定在透析床上进行脚踏车或进行中等强度的抗阻运动，能够安全有效地改善肌肉力量

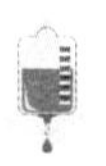

和心血管耐力，提高体能，缓解疲乏程度。

6．环境与休息

保证适量的休息和充足的睡眠，对缓解疲乏有很好的帮助。营造清爽凉快的环境，对缓解精神疲乏也有所帮助。可以在屋内摆上一些绿色植物，打开窗户让阳光和风进入，以减少内心的负能量，从而减轻杂乱环境带来的压力和疲惫。

7．针刺、推拿疗法

进行针刺疗法或指压按摩，也可以改善疲乏及睡眠。

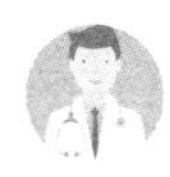

科普小讲堂

透析后疲乏如何自查?

透析病友可以在每次透析后，问问自己以下3个问题：

(1) 透析后你的感觉是变好了还是变得更差了?

(2) 如果感觉体力受到了影响，需要多长时间可以恢复?

(3) 是否在透析后经常会有持续2个小时

以上的疲乏感产生?

当这几个问题你都无法给出积极肯定的答案时,就应该对自己目前的治疗方案和生活习惯提出质疑,及时与医护人员沟通,并对当前的透析处方进行调整。

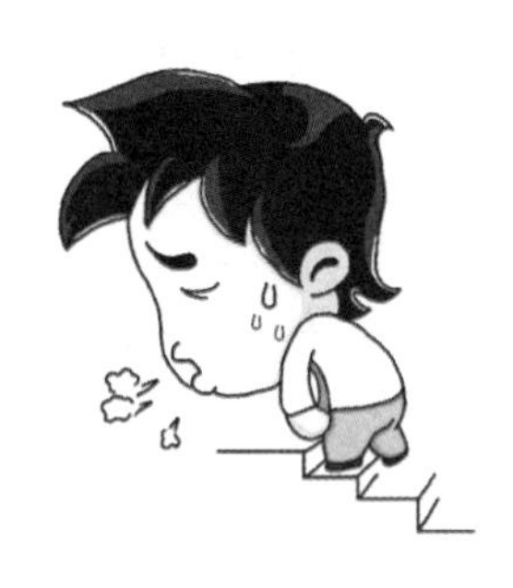

第十一章 肾病、血液透析常用化验检查解读

病友的话

"'病友告知'出来了,又要抽血啦"

"这每个月、每个季度、每半年、每一年都要不断不断地抽血啊"

"又到年底了,不仅要抽血,还要拍片子、做血管彩超呢"

"怎么看我透析得充分不充分呢?"

"护士,麻烦帮我看看这个月血色素指标怎么样?"

一、血透病友化验检查的意义

(1) 定期检查可以动态监测病友的身体状况。

(2) 通过检查结果了解病友近期饮食、运

动、用药情况，以及透析是否充分，机体营养摄入是否合理。

（3）为医生的诊断，治疗，用药及精准、个体化治疗提供依据。

（4）为病友制定个性化自我管理方案提供依据。

二、透析病友常规化验、检查项目与频率

监测频率	化验与检查项目
每　月	血常规 透析充分性性评估
每季度	肝功能 肾功能 电解质 血　脂 甲状旁腺激素
每半年	乙肝五项 梅毒螺旋体特异抗体测定 人免疫缺陷病毒抗体检测
每　年	乙肝 DNA 定量（必要时） 丙肝 RNA 定量（必要时） 胸部 X 光片 心脏彩超 血管通路彩超 血清肿瘤指标（必要时）

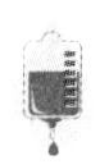

三、临床常用实验室指标、正常参考范围及注意事项

为方便病友了解临床常用化验指标，我们汇总了透析常用的一些相关指标。

(一) 尿常规

1. 尿蛋白

可根据尿蛋白检测结果（“＋”的数目）来判断肾脏损伤的程度。

正常参考范围：阴性。

临床意义：尿中持续阳性，应视为病理现象。多见于急性肾炎、慢性肾炎、肾病综合征、泌尿系感染；其他肾外疾病引起的肾脏损伤，系统性红斑狼疮、多发性骨髓瘤等。

注意事项：排除生理性蛋白尿，如发热、剧烈运动等。

2. 管型

管型的形成必须有蛋白尿，肾小球基底膜的通透性增加，蛋白在肾小管腔内凝集、沉淀形成管型。

正常参考范围：无或者少量透明管型。

临床意义：管型的出现，往往提示有肾实质

性损伤。急慢性肾炎中较多见的是大量透明管型、红细胞管型、白细胞管型、颗粒管型等。肾小管严重病变时多见蜡样管型。

注意事项：留取标本时，最好取中间段的尿液。

3. 尿酮体

极度饥饿、糖代谢障碍、脂代谢增加及糖尿病酸中毒时，可引起尿酮体增加。

正常参考范围：阴性。

临床意义：阳性多见于糖尿病酮症酸中毒、严重腹泻、极度饥饿、妊娠反应、剧烈运动、中毒、服用双胍类药物等。

注意事项：尽量采集新鲜晨尿。

(二) 血常规

1. 白细胞计数

单位体积的血液内所含的白细胞数目。

正常参考范围：$(4\sim10)\times10^9/L$。

临床意义：增多多见于急性感染、严重烧伤、组织损伤、大手术后、白血病等；减少多见于伤寒、再生障碍性贫血、急性粒细胞缺乏症、脾功能亢进、放射性核素照射等。

注意事项：一般采手指血，不受全天饮食

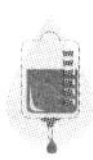

影响。

2. 红细胞计数

单位体积的血液内所含的红细胞数目。

正常参考范围：男性(4.0～5.5)$\times 10^{12}$/L；女性(3.5～5.0)$\times 10^{12}$ g/L。

临床意义：增多多见于先天性心脏病、慢性肺脏疾病、呕吐、腹泻、高原反应等；减少多见于急慢性出血、溶血、再生障碍性贫血、尿毒症等。

注意事项：一般采手指血，不受全天饮食影响。

3. 血红蛋白浓度

单位体积的血液内所含的血红蛋白的量，俗称血色素。

正常参考范围：男性 120～160 g/L；女性 110～150 g/L。

临床意义：和红细胞计数的临床意义相似，但血红蛋白可以更好地反映贫血的程度，透析病友需要关注此指标变化。

注意事项：一般采手指血，不受全天饮食影响。

4. 血小板计数

指单位体积的血液内所含的血小板数目。

血小板是血液中最小的细胞，止血过程中血小板的数量和质量都很重要。

正常参考范围：(100～300)×10^9/L。

临床意义：血小板减少多见于原发性的血小板减少性紫癜、脾功能亢进、尿毒症、白血病、再生障碍性贫血、溶血性贫血、败血症等；血小板增多多见于原发性血小板增多症、慢性粒细胞性白血病、肿瘤骨髓转移等。

注意事项：影响血小板计数的因素较多，如有异常，需反复计数几次。

5. 红细胞比积

每升血液中红细胞所占的容积。

正常参考范围：男性 40%～50%；女性 37%～48%。

临床意义：降低见于各种贫血、癌症等。增加见于脱水、急性心梗及红细胞增多症等。

注意事项：一般采手指血，不受全天饮食影响。

(三) 肝功能

1. 谷丙转氨酶

体内的肝、肾、心脏、肌肉等器官和组织中都含有的酶。

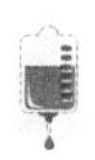

正常参考范围：0～35 U/L。

临床意义：增高多见于肝脏疾病（传染性肝炎、肝癌、肝硬化活动期、药物中毒性肝炎等），胆道疾病（胆囊炎、胆管炎等），心血管疾病、内分泌疾病、妊娠期、药物和毒物的影响等。

注意事项：抽血前一天不吃过于油腻、高蛋白的食物；体检前晚禁食8小时，晨空腹抽血。

2. 谷草转氨酶

在心、肝、肾、横纹肌中含量最丰富。对心肌梗死、肝病及肌营养不良有很大的临床价值。

正常参考范围：0.5～1.7 U/L。

临床意义：增多多见于肾小球肾炎、肾肿瘤。

注意事项：抽血前一天不吃过于油腻、高蛋白的食物；体检前晚禁食8小时，晨空腹抽血。

3. 血浆白蛋白

由肝脏合成，在维持血液的胶体渗透压、体内代谢物资运输有重要意义。

正常参考范围：35～50 g/L。

临床意义：降低多见于肝硬化合并腹水、肾病综合征、营养不良、慢性消耗性疾病、尿毒症等；增高一般是血液浓缩导致的相对增高（严重脱水和休克、严重烧伤、急性出血等)。

注意事项:抽血前一天不吃过于油腻、高蛋白的食物;体检前晚禁食8小时,晨空腹抽血。

4. 血清总蛋白

分为白蛋白和球蛋白。

正常参考范围:60～80 g/L。

临床意义:反映肝脏的合成功能和肾脏对蛋白质丢失的情况,是机体营养状况的指标。

注意事项:抽血前一天不吃过于油腻、高蛋白的食物;体检前晚禁食8小时,晨空腹抽血。

(四) 肾功能

1. 血肌酐

主要经肾小球滤过,当肾小球滤过率下降到正常人的1/3时,血肌酐才明显上升。

正常参考范围:53～106 μmol/L。

临床意义:增高多见于各种肾病、急慢性肾功能衰竭、心肌炎、肢端肥大症等;降低多见于进行性肌肉萎缩、白血病、妊娠、贫血等。

注意事项:抽血前一天不吃过于油腻、高蛋白的食物;体检前晚禁食8小时,晨空腹抽血。

2. 尿蛋白定量

用于准确测定24小时中全部尿液里的蛋白

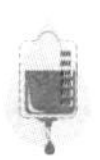

质含量。

正常参考范围：20～80 mg/24 h。

临床意义：24 小时尿蛋白大于 150 mg/24 h，称为蛋白尿。可以根据尿蛋白定量判断不同的疾病。大量蛋白尿多见于：急慢性的肾小球肾炎、肾病综合征、狼疮肾等。

注意事项：留 24 小时尿，第一次尿时需加防腐剂。

3. 尿肌酐

测定血液经肾滤过排出的肌酐含量，单独评价临床意义小，但与血肌酐一起测定，可作为内生肌酐清除率的必需指标。

正常参考范围：男性 7～18 mmol/24 h；女性 5.3～16 mmol/24 h。

临床意义：增高常见于肢端肥大症、糖尿病、感染、运动、进食过多肉类；减低常见于急、慢性肾功能不全、甲状腺功能亢进、贫血、白血病等。

注意事项：检查前禁止剧烈运动，保持良好的饮食和作息。

4. 尿素

尿素是哺乳动物蛋白质分解代谢的终产

物，主要由肾脏排泄，当60%～70%有效肾单位受损时，尿素才增高。

正常参考范围：2.0～7.1 mmol/L。

临床意义：增高多见于肾脏疾病(急性肾衰、慢性肾炎、肾动脉硬化、慢性肾盂肾炎等)；前列腺肥大、肿瘤等引起的尿路梗阻；大面积烧伤、上消化道出血等；降低多见于肝硬化、中毒性肝炎。

注意事项：检查前禁止高蛋白饮食。

5. 尿酸

嘌呤分解代谢的最终产物，由肾脏排泄。

正常参考范围：90～420 μmol/L。

临床意义：增高多见于肾盂肾炎、肾积水、痛风、白血病、药物中毒等；降低多见于乳糜泻、恶性贫血等。

6. 透析充分性测定

(1) 小分子毒素清除测定方法：常用KT/V与URR。它们都是通过公式计算得到的，并不是直接化验的结果。

KT/V反映每次透析的尿素清除分数，基本反映单次透析效率；

URR是单次透析清除尿素的分数；

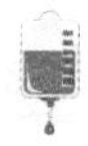

两者结合判断是最简单的评价血液透析充分性的方法。

NKF-DOQI推荐成人和儿童病友的一室KT/V至少应达到1.2；URR达到65%。为避免操作误差，最好KT/V达到1.3；URR达到70%。

（2）中、大分子毒素清除的测定方法：常用β2-微球蛋白下降率，它也是公式推导的，而不是直接化验所得，高通量透析器有明显的优势。

（五）电解质

1．血清钾

人体内的钾主要来源于食物，90%从肾脏排泄，主要存在于细胞内。

正常参考范围：3.5～5.3 mmol/L。

临床意义：增高多见于尿毒症血液透析不充分、肾功能不全而补钾过多、酸中毒、胰岛素缺乏、急慢性肾功能衰竭无尿或少尿期等；降低多见于长期禁食、厌食、少食、碱中毒、胰岛素治疗、腹泻、呕吐、排钾利尿剂等。

注意事项：静脉抽血，不受饮食影响。

2．血清钠

主要来源于食物中的食盐，95%的钠盐由

肾脏排出体外。

正常参考范围：135～145 mmol/L。

临床意义：增高多见于尿崩症、发热、大面积烧伤、原发性醛固酮增多症等；降低多见于肾病综合征、脑垂体功能不全、心功能不全等。

注意事项：静脉抽血，不受饮食影响。

3. 血清钙

人体钙99%存在于人体的骨骼和牙齿中，但细胞外液中的钙在凝血过程中起重要作用。

正常参考范围：2.03～2.54 mmol/L。

临床意义：增高多见于慢性肾衰竭后期甲状旁腺功能亢进、维生素D过多症、多发性骨髓瘤、肿瘤晚期、结节病等；降低多见于甲状旁腺功能减退、尿毒症、佝偻病、大量输入柠檬酸盐抗凝血后等。

注意事项：空腹静脉抽血。

4. 血清无机磷

约87%存在骨骼内，其余在软组织、细胞内。

正常参考范围：0.97～1.45 mmol/L。

临床意义：增高多见于肾功能不全、甲状旁腺机能减退、横纹肌溶解等；降低多见于继发性

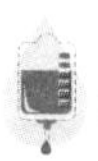

的甲状旁腺机能亢进、糖皮质激素治疗、维生素D抵抗症、高钙血症等。

注意事项：空腹静脉抽血。

(六) 血脂

1. 高密度脂蛋白胆固醇

主要在肝脏合成，是抗动脉粥样硬化的脂蛋白，是冠心病的保护因子。

正常参考范围：男性(＜40岁)0.9～1.83 mmol/L；女性(＜40岁)1.1～2.0 mmol/L。

临床意义：原发性的高高密度脂蛋白胆固醇血症、接受雌激素或胰岛素治疗的病友等；降低多见于高甘油三酯血症、肝癌、吸烟、冠心病等。

注意事项：抽血前一晚维持原来的规律饮食，不食油炸、高油饮食，禁食8小时；前晚休息好，禁止熬夜与通宵，晨空腹抽血化验。

2. 甘油三酯

由甘油和脂肪酸构成。

正常参考范围：＜1.7 mmol/L。

临床意义：增高多见于冠心病、粥样硬化、高血压、糖尿病、肾病综合征、肥胖等；降低多见于甲状腺功能亢进、肾上腺皮质功能低下、消化

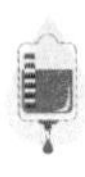

不良、肝实质病变等。

注意事项：抽血前一晚维持原来的规律饮食，不食油炸、高油饮食，禁食8小时；前晚休息好，禁止熬夜与通宵，晨空腹抽血化验。

（七）血糖

了解胰岛的分泌功能。

正常参考范围：空腹3.89～6.11 mmol/L；餐后2小时<6.7 mmol/L。

临床意义：增高多见于糖尿病、嗜铬细胞瘤、甲状腺功能亢进、胰腺癌、急慢性胰腺炎等；降低多见于胰岛细胞瘤、早期糖尿病、倾倒综合征、原发性肝癌、重症肝炎、饥饿等。

注意事项：抽血前一晚维持原来的规律饮食，不食油炸、高油饮食，禁食8小时；前晚休息好，禁止熬夜与通宵，晨空腹抽血化验。餐后2小时抽血，严格掌握抽血时间。

（八）乙肝五项

平时我们说的“大三阳”指：表面抗原阳性、e抗原阳性、核心抗体阴性；“小三阳”指：表面抗原阳性、e抗体阳性、核心抗体阳性。

1. 乙肝病毒表面抗原（HBsAg）

在乙肝病毒感染后出现于病友的血循环

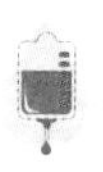

中，可持续数月、数年或终身，是诊断乙肝病毒感染最常用的指标。

正常参考范围：阴性。

临床意义：表面抗原阳性是感染乙肝病毒的指标，如果只有表面抗原阳性，而其他指标均正常为乙肝病毒携带者；表面抗原滴度的高低可判断病友的传染性，一般滴度越高，传染性越大。

2. 乙肝表面抗体（HBsAb）

人体感染了乙肝病毒后机体产生的一种免疫反应性抗体，有保护作用。

正常参考范围：阴性；阳性（是受欢迎的）。

临床意义：表面抗体阳性表示病友曾经感染过乙肝病毒或者注射过乙肝疫苗，自身对乙肝病毒有抵抗力（是好事哦）。

3. 乙肝病毒 e 抗原（HBeAg）

乙肝病毒的核心部分。一般认为 e 抗原消失，e 抗体出现是病情趋于好转的迹象。

正常参考范围：阴性。

临床意义：阳性是乙肝病毒复制的重要指标。持续阳性表明乙肝病毒在活动性复制，提示传染性大，容易转为慢性。

4. 乙肝病毒e抗体(HBeAb)

对应e抗原的抗体。

正常参考范围：阴性。

临床意义：e抗体转阴是乙肝病毒复制停止或明显减弱，传染性降低，是乙肝病情好转，预后良好的征兆。

5. 乙肝病毒核心抗体(HBcAb)

它不是保护性抗体，它的存在反而是受到乙肝病毒侵害的指标。

正常参考范围：阴性。

注意事项：乙肝五项一般不受饮食影响。

(九) 丙型肝炎抗体测定

由丙型肝炎病毒引起。

正常参考范围：阴性。

临床意义：急性期的丙肝都为IgM型，而恢复期的一般为IgG型。

注意事项：空腹抽血，抽血前晚不吃油腻、高蛋白食物，禁食8小时，忌饮酒。

(十) 梅毒螺旋体特异抗体测定

由苍白螺旋体感染引起的一种疾病，常见性传播，也可血行传播。

正常参考范围：阴性。

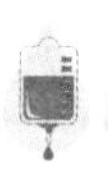

临床意义：本项目可用于梅毒的诊断。产生的抗体，一种是 IgM，对机体的再感染有保护作用；另一种是反应素，是 IgA 和 IgM 的混合物，是传染性的指标。

注意事项：静脉抽血，不受饮食影响。

（十一）人免疫缺陷病毒抗体检测

俗称艾滋病检测，此病毒有两型：HIV-Ⅰ在全球流行；HIV-Ⅱ主要在非洲流行。

正常参考范围：阴性。

临床意义：本项目可作为人免疫缺陷病毒感染的血清过筛试验，若阳性，需要做确诊试验，如果均为阳性，可以确定为人免疫缺陷病毒感染。

注意事项：静脉抽血，不受饮食影响。

（十二）肿瘤标志物检测

1. 癌抗原 125

与卵巢癌最相关的抗原。

正常参考范围：＜35 000 IU/L。

临床意义：辅助诊断卵巢癌，也是疗效和判断是否复发的指标。增高多见于卵巢癌、乳腺癌、胰腺癌、胃癌等。但有时妊娠前三个月、盆腔炎也会增高。

注意事项：空腹抽血，抽血前晚禁食 8 小时，忌饮酒。

2. 癌胚抗原

最初发现于结肠癌，多见于消化道肿瘤。也是肿瘤疗效及预后的判断。

正常参考范围：<5.0 μg/L。

临床意义：增高多见于结肠癌、直肠癌、胃癌、胰癌、肝细胞癌等；但肠梗阻、胆道梗阻、溃疡性结肠炎等也会轻度增高。

注意事项：空腹抽血，抽血前晚禁食 8 小时，忌饮酒。

3. 甲胎蛋白测定

正常人含量极低，是原发性肝癌的普查和早期诊断，也可提示肝癌的疗效和是否复发。

正常参考范围：<25 ng/L。

临床意义：增高多见于原发性肝癌、恶性畸胎瘤、胃癌肝转移、肝硬化等；但妊娠 3 个月后孕妇血清中的甲胎蛋白会增高，分娩后一般 3 周恢复正常。

注意事项：空腹抽血，抽血前晚禁食 8 小时，忌饮酒。

(十三) 甲状旁腺激素

甲状旁腺主细胞分泌的碱性单链多肽类激

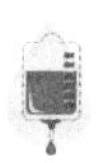

素。主要作用使破骨细胞活性和数目增加，增高血钙；抑制肾小管对磷的吸收，促进肠钙、磷的吸收。

正常参考范围：免疫化学荧光法 1～10 pmol/L。

临床意义：增高多见于原发性甲状旁腺功能亢进、异位性甲状旁腺功能亢进、继发于肾病的甲状旁腺功能亢进、假性甲状腺功能减退。

降低多见于甲状腺收湿切除所致的甲状旁腺功能减退症、肾功能衰竭和甲状腺功能亢进所致的非甲状旁腺性高钙血症。

注意事项：

(1) 检查前。

① 检查前必须停食含碘的食物，如海带、紫菜、海鱼虾等，停食 2～4 周。

② 检查前必须停服以下药物，根据用药量和时间，停服 2～8 周。（含碘药物：如碘化物、复方碘溶液、含碘片等；影响甲状腺功能药物：如甲状腺片、抗甲状腺药等；某些中草药：如海藻、昆布、贝母、牛蒡子、木通等）。

(2) 检查时：检查当日病友应空腹静脉

抽血。

（十四）凝血指标

1．活化部分凝血活酶时间

高凝状态；血栓性疾病；妊娠高血压综合征和肾病综合征等。

临床意义：时间延长多见于血友病、阻塞性黄疸、新生儿出血症、系统性红斑狼疮及一些免疫性疾病。

2．凝血酶时间

正常参考范围：16～18 s。

临床意义：时间延长多见于血浆纤维蛋白原减低或结构异常；时间缩短多见于异常纤维蛋白血症，血液中有钙离子存在，或血液呈酸性。

3．凝血酶原时间

正常参考范围：11～15 s。

临床意义：时间延长多见于先天性凝血因子缺乏；获得性凝血因子缺乏；使用肝素后血循环中存在凝血酶原、因子Ⅴ、因子Ⅷ、因子Ⅹ及纤维蛋白原抗体，可造成凝血酶原时间延长；时间缩短多见于妇女口服避孕药、血栓栓塞性疾病及高凝状态。

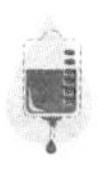

4. 纤维蛋白原

正常参考范围：2～4 g/L。

临床意义：

(1) 增加。

① 生理性原因：高龄、妊娠后期/雌激素制剂内服者、运动后。

② 后天性原因：妊娠中毒症、感染疾病、恶性肿瘤、脑梗死等。

(2) 减少。

① 生理性原因：新生儿。

② 先天性原因：无纤维蛋白原血症；低纤维蛋白原血症；异常纤维蛋白血症。

③ 后天性原因：生成障碍：慢性肝炎、肝硬化；消耗增多：DIC、血栓症、大出血、使用蛇毒制剂、纤溶亢进。

5. 血浆D-二聚体

正常参考范围：小于0.5 mg/L。

临床意义：在DIC时，为阳性或增高，是诊断DIC的重要依据。高凝状态和血栓疾病时，血浆D-二聚体含量也增高。D-二聚体继发性纤溶症为阳性或增高，而原发性纤溶症为阴性或不升高。

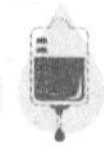

注意事项：以上凝血指标静脉抽全血，不受饮食影响但应在使用抗凝药物之前。

四、常用辅助检查的意义

1. 心电图

心电图是生物电的变化，是冠心病诊断和尿毒症病友判断最常用的诊断方法。

临床意义：可以通过心电波形的变化判断出：心肌梗死、房室交界性心律、房室传导阻滞、心肌缺血、急性渗出性心包炎、心梗超急性期、高血钾、洋地黄中毒等。

注意事项：心电图应在安静时进行，避免检查前激动、暴走等；将皮肤擦洗干净。

2. 胸部X线片

可以全面、动态的直接观察；观察心、肺、膈的大小形态；双肺纹理等。

临床意义：对尿毒症病友而言，观察心胸比值；双肺纹理；心脏形态大小协助干体重的调整等。

注意事项：去除拍摄部位所有的金属饰品，检查时深呼吸。

3. 心血管彩超

是无创伤性的，可以判断血管病变的部位。

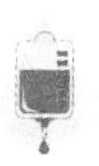

是动静脉内瘘常规检查项目。

临床意义：对尿毒症病友而言，可以明确通路血管的解剖结构、管腔内径、狭窄、闭塞、血栓、斑块、血流量等情况，以及血栓范围、静脉瓣功能、静脉回流情况等。

五、检查须知

（1）所有检查，由于使用的试剂和方法不同，检查结果即使在正常参考范围也是有差异的，具体根据医生分析。

（2）检查结果只为临床医生的诊断和治疗提供依据，但不是唯一的依据，医生会根据病友的症状、体征结合检查结果做出综合分析。

（3）一般情况下，有些化验检查是需要空腹抽血，比如肾功能、肝功能、血清钙、血清无机磷等检查，如果病友透析当日有此类化验的话，前一天晚上12点以后不能进食，直到检查结束。

（4）各种检查的注意事项，供大家参考。

以上是对肾友和透析病友常用、常见的检查结果分析，仅供大家参考。临床具体问题请及时和责任医生、护士联系。

第十二章　积极心理调适

病友的话

“我得了尿毒症怎么办,我好害怕!我的病是不是没救了,会不会很快就死掉了?”

“这个病治疗这么麻烦啊,我的家人会不会嫌弃我,会不会不管我了?”

“我得了尿毒症是不是只能天天呆在家里,哪都不能去,社会也不需要我了?”

“做了这么久的血透,身体越来越差,并发症越来越多,没有信心继续下去了。”

第一节　血液透析病友的心理调适

一、血液透析病友常见的心理问题

血液透析病友的生存状态不容乐观。长期

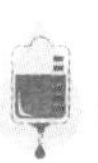

反复动静脉穿刺，整个代谢过程紊乱，皮肤色素沉着，高昂的治疗费用，饮食控制，水分、盐的限制等对病友的生理、心理、经济状况、社会交往和家庭关系等方面产生了巨大的冲击，这些长期存在的、强烈的心理应激源，使病友的心理平衡机制受到破坏，产生心理障碍。多项研究显示大部分透析病友存在诸多的心理问题，感到抑郁、焦虑、疲劳，生活质量降低，严重威胁到血液透析病友的生存。

1. 否认心理

否认心理产生于疾病确诊初期阶段，是病友不承认自己患了致命性疾病，企图逃避现实的表现。当病友从保守治疗转入血液透析治疗时，不能进入角色，不相信自己以往健壮的身体要靠"机器"来维持生命，由于透析过程中可能出现的反应如失衡综合征、低血压等，致使病友对血液透析有抵触心理。

2. 矛盾心理

透析病友总是面临健康与疾病的矛盾、生存与死亡的矛盾，如果不进行透析，对病友就意味着死亡；有了透析机的支持，就可以像正常人一样生活。

3. 焦虑与抑郁

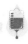

焦虑和抑郁是透析病友最常见的心理反应和独立致死因素，直接影响透析病友的免疫状态、营养状况和遵医行为，病友需要特别重视。焦虑是预期要发生不良后果时的一种复杂情绪反应，其主要特征是恐惧和担心、顾虑多端、情绪消沉、悲观失望。这样的心理活动往往加重病情，出现失眠、抑郁或烦躁、头痛、食欲不振等症状，严重影响血透的疗效。

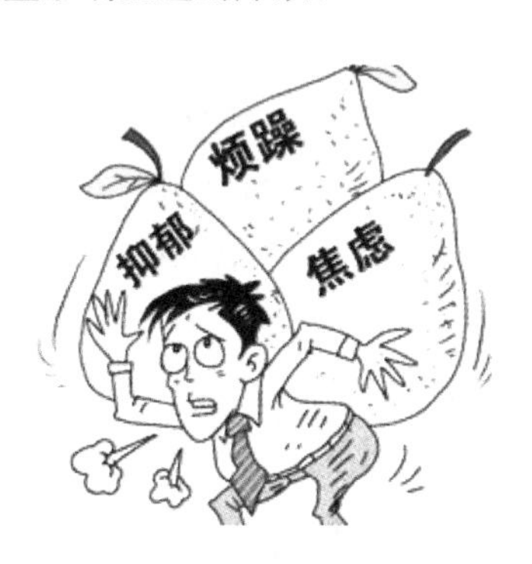

4. 孤独心理

血透室特殊的治疗环境，没有亲人陪护；加之病友脱离了原有的工作环境，不能正常参加社交活动，害怕受到冷落、鄙视，使病友感到孤独压抑，有问题不敢问，对任何事情都异常敏

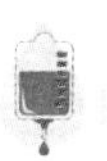

感、紧张、多疑。

5. 敌对情绪

透析治疗所实行的各种制度，如严格限制饮水量，可造成病友不满，且过度违拗可破坏治疗计划，导致严重后果，少数病友对治疗方案和周围人抱怀疑态度，甚至产生敌对情绪。

6. 期待心理

血透病友经过焦虑、恐惧等不良情绪，随着对自身疾病和治疗方案的认识加深，开始期望得到医护人员的同情和支持，希望得到认真的诊治和护理，渴望生存，急盼通过血透使病情缓解、稳定或治愈。此时，病友会积极配合医疗护理工作，认真做好自我护理和管理。

二、血透病友出现心理问题的原因

1. 疾病因素

病友由于其肾功能多为不可逆性损害，一旦了解到除肾移植外，透析是维持生命的最后治疗方法，但是透析也只能代替正常肾脏的部分排泄功能，不能代替正常肾脏的内分泌和新陈代谢功能时，往往会产生绝望、恐惧的心理。此外，疾病本身引起的胃肠道、心血管、肌肉、骨

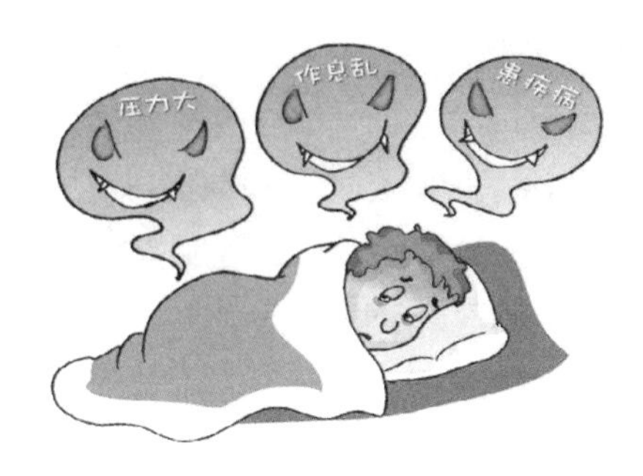

骼、皮肤及神经系统的不适，也会增加病友的心理压力。

2. 经济因素

透析时间增加，长期疾病缠身，昂贵的透析及其他治疗费用是透析病友的沉重负担，一旦无法支付治疗费用将随时面临生命危险。

3. 社会支持

良好的社会、家庭支持，对透析病友的身心健康具有直接保护作用。而长期透析医疗费用高、家庭负担重，致使家庭关系非常紧张，病友会认为自己是家庭和社会的累赘，对治疗失去信心，就会产生绝望的心理。

4. 自身形象

长期透析病友多存在身体水肿、萎缩，口腔异味，皮肤苍白干燥、脱屑多痒、色素沉着，头发

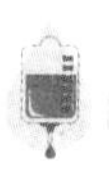

脱落等外在形象改变等等，因而容易产生自尊受损、羞耻感、抑郁、消沉等心理变化。

5. 治疗因素

透析治疗中的反复动静脉穿刺及临时透析导管的植入，给患者造成一定的心理压力，日常饮食生活中水，盐饮食的限制和饮食习惯的改变，各种急性并发症和远期并发症的出现常导致患者紧张和丧失信心。

6. 知识缺乏

病友对疾病相关知识以及血液透析治疗的目的、意义、安全性，血透室环境的陌生及自身疾病发生发展缺乏了解。生活拮据、文化程度较低的病友对需要依赖血液透析治疗维持生命将信将疑，常常不听医护人员的正确劝告，不认可治疗方案，而迷信于一些草药、偏方等，这些问题都会引起患者顾虑重重，出现焦虑、抑郁情绪。

三、血透病友心理状态的调适

研究证实心理护理干预可改善病友焦虑抑郁情绪，提高其生活质量。护理人员应做好血透病友透析健康宣教，减轻病友陌生恐惧感，灵

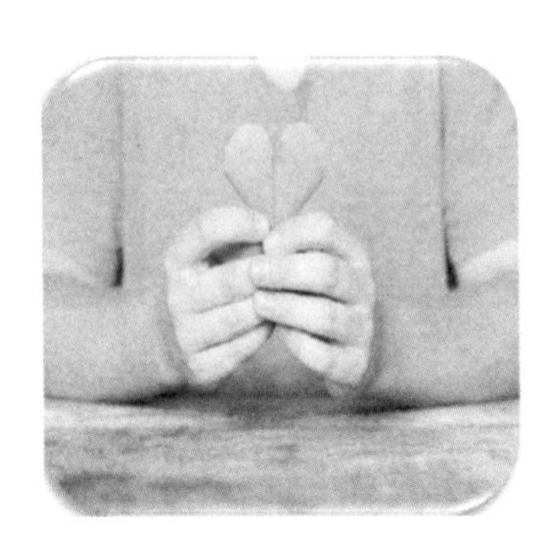

活运用沟通技巧和移情评价理论，指导家属予以体贴和关怀，保证良好的饮食、适量的运动，引导其听音乐或看幽默小品，安排老病友交流，减轻或消除焦虑和抑郁的不良情绪，鼓励病友回归社会，体现自我价值，增强自信心，保持健康的心态。

透析病友应采用积极面对的应对方式，时刻关注自己的透析状态，合理安排饮食和运动，提高透析充分性，主动参与到家庭和社会活动中，将自身调整到最佳状态，从而降低焦虑、抑郁的心理状态。

1. 透析前充分准备

透析前充分了解肾脏替代治疗的方式和意义，积极主动地参与到透析前的各项准备工作

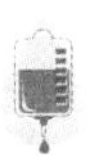

中，比如透析知识的补充、动静脉内瘘的建立、各项检查化验的完成等，树立继续治疗的信心。

2. 获得家庭和社会的支持

血液透析病友的社会支持是多方面的，如爱人、父母、子女、医护人员、朋友等，其中家庭成员的社会支持是非常重要的，良好的家庭结构，家庭成员的相互关心，能缓解病友的心理压力，提高其对透析治疗的依从性。病友在家庭中应尽力扮演好自身的角色，参加力所能及的家务劳动，多多与家庭成员进行沟通，体现自己的存在价值，增强自信心和家庭成员之间的和谐氛围。良好的家庭氛围对病友生活质量的提高起着不可替代的作用，可以提高病友回归社会的能力。病友还应多参加一些社会活动，做力所能及的工作，甚至重返工作岗位，以体现自我价值，消除自卑感，增强自信心，提高心理适应能力和承受能力，尽量保持平和健康的心态，积极配合治疗。

3. 经济上的准备

透析治疗后，医疗花费增加。病友应根据自身特点，对透析费用及报销方式和自身经济来源等情况有较清楚的认识，多方了解从不同渠道筹集资金的办法，如与工作单位协商、适当调整工作岗位保留固定收入；也可通过社会补充保险或带有慈善性质的肾病专项基金、职工互助保险等。此外，还应知晓透析充分性的意义，将有限的医疗费用用于保证充分透析上，遵从医师的指导，可有效降低为了控制相关并发症的医疗费用。

4. 工作和生活规律调整

除了继续按照慢性肾脏病的饮食原则进行调控饮食、保证大便通畅外，尤其应注意限制钾含量高的食物、控制钠盐摄入，每日测量体重，注意有无水肿等情况，养成家中监测，记录血压、尿量变化，了解肾脏替代治疗的有关知识，学会自我管理。根据自己的个性爱好、体质特征、病情特点，制订适宜的运动安排表，以有氧运动为主，如散步、慢跑、太极拳等，适度运动，以不感到疲劳为宜。从事低劳动强度的工作和适当的运动，可以转移注意力，减轻身体的不适，还有助于改善透析后的远期预后和回归社会。

5. 培养积极心理品质

透析病友应以“面对”和乐观的方式正确认

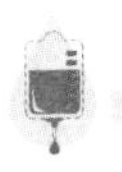

识和看待疾病，相信血透技术能够帮助改善自己的生活质量。在生活中逐步培养乐观开朗、豁达大度、随遇而安的性情，学会调节情绪、缓解心理应激的方法，提高对疾病的心理控制力和适应能力。

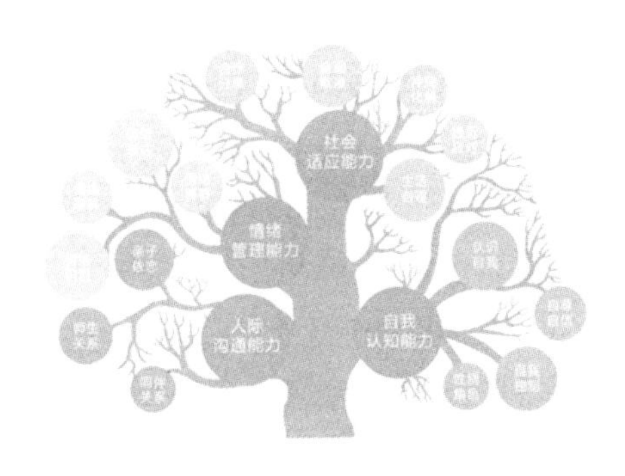

第二节　疫情之下血透病友的心理健康

随着新型冠状病毒感染疫情的蔓延，全国各地防控形势严峻，维持性血液透析，病友免疫力相对低下，为冠状病毒的易感人群，血透病友至少每周往返医院三次，感染风险极大。同时，大部分血透病友往返医院需要家属陪同家属及病友的压力，心理压力巨大。疫情之下，血透病友及家属如何保持心理健康，积极面对平安度过特殊时期，小到对血透病友，整个家庭大到对整个社会都尤为重要。

疫情之下，血透病友心理功能障碍主要表现为焦虑或抑郁，多数病友焦虑和抑郁同时存在，随着现在迅速、及时的信息传播，让我们能更快地了解疫情。与此同时，一些未经证实的夸大的虚假信息，会让人过度紧张，进而出现焦虑、恐惧等情况，血透病友及家属需要尽量做到以下方面，以保持心理健康。

1. 了解新型冠状病毒

通过网络、电视、自媒体等了解新型冠状病毒肺炎的感染途径、临床表现等经官方证实的信息，同时从自身做好防范，如通风、勤洗手、戴口罩，尽量避免乘坐公共交通出行，避免和人近距离接触，不信谣、不传谣。病友之所以会出现心理问题，究其根本原因是对感染新型冠状病毒的恐惧，做好防控，防患于未然，是保持心理健康最重要、最有效的措施。

2. 适当宣泄情绪

宣泄压力带来的消极情绪体验能够缓解事

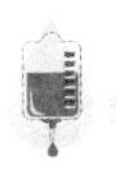

件对人的消极影响,从而增进人的身心健康。

(1) 倾诉。尽管不能走亲访友,但可以通过微信、电话等手段交流,彼此的想法和情绪,亲友间互相倾诉,表达共情,以获得鼓励和支持,对每个人来说都是一种积极的力量,向亲友倾诉心中的担忧,寻求安慰和帮助,即使无法得到实质帮助,倾诉行为本身可以缓解情绪。

(2) 哭泣并不是无能的表现,也不是女人的特权,它是情绪宣泄的一种途径。当事件本身对自己的心理影响巨大时,看一部感人的电影,痛快的流流眼泪,可以很好地缓解情绪。

3. 运动

运动尤其是有氧运动,不仅能促进人的身体健康,提高人的免疫力,更能产生一系列短期及长期的心理效应,对于降低焦虑水平,改善情绪状态,消除疲劳都有重要的作用。有氧运动,包括散步慢跑、骑自行车等,此外,身体素质好、心肺耐力强的病友,可进行抗阻运动,如哑铃、弹力带等。血透病友及家属,可根据自己家中的条件进行适合自身的居家运动。

4. 听音乐

音乐可以抚慰心灵的创伤,改变人的心境,

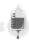

听轻松愉快的音乐，比如古典音乐，轻音乐等可以平复情绪，让人保持乐观的态度，尽量避免听悲伤的音乐。

5. 寻求专业帮助

当血透病友心理问题严重时，可寻求专业帮助，或者拨打心理热线电话。在全国构建社会心理服务体系的大背景下，这方面的资源会越来越多，如科普文章、媒体相关节目、热线心理咨询、网络咨询及安全前提下的面对面心理咨询与治疗等。

血透病友作为疫情中的特殊群体，既要保证充分有效的透析，又要做好疫情的有效防控，同时保持心理健康。病友要提高生活的自理能力，多做力所能及的事，丰富自己的业余生活，如下棋、看电影、打太极拳等，也可适当地做家务，条件允许者可以恢复工作，增加生活的乐趣。

大疫面前有大爱，所有血液净化的医护人员会尽全力守护病友的安全，让我们医患共同努力。

附录

一位血透病友的心路历程

小　曾

恐惧-胆怯-接受

从被医生告知要进行血透治疗开始，我的内心就带着深深的恐惧。由于对透析并不了解，怀着一丝好奇，我在血透室门前偷瞄了一眼，看着机器上吸饱血的管子随着泵的转动有节奏地抖动着，洁白的病床上躺着的病人或是面无表情，或是脸上写满痛苦且略带扭曲，不时还传来阵阵痛苦的呻吟声，更加深了我的恐惧感。

我内心暗暗地思忖，也许还有选择其他治疗方案的可能，不到万不得已绝不血透。虽然瘘管已做好将近 2 年，我一直硬扛着，尽管这时身体上已经有了一些不适的反应，但还是没这

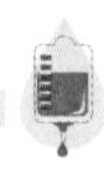

个决心和胆量进行血透治疗。这期间我又询问了几家医院,得到都是同样的结果,而且由于自身的原因,肾移植现在也不可能,医生建议血透离住地最近为好,于是我来到第五人民医院登记血透。

透析初期那些单纯的想法

在第一次血透前,我的肌酐到达了 1 900 多,已经有好几天寝食难安、夜不能寐了,更要命的是还不能躺下,只能坐着,否则就会喘不过气。最后实在万般无奈的情况下走进了血透室。虽然在第一次血透前,医生护士给我详细讲了相关的知识和注意事项,但由于紧张和对血透的抵触情绪,我基本是左耳进右耳出,什么也没记住。

经过几次透析后,身体上感觉好了很多,于是我天真地以为透析能把喝进的水能全透出来,以前医生对我饮食方面的清淡要求也可以放松了。因为透析就是代替肾脏的功能的,却不知道这其中还是有个度的,不可能像生病前那样豪饮豪吃。

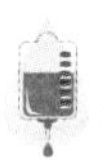

与自己、护士、医生的“斗智斗勇”

由此造成透析中水拉得过多，出现了诸多的不适应，比如头疼、高血压等。虽然医生护士每次都在提醒我体重涨得太多，在她们一次次善意的“批评声”中，我也尝试着去少喝水，可是对我这种以前一次能豪饮 300 ml 的人是何等的煎熬。

“屋漏偏逢连夜雨，船迟又遇打头风”，我越需要控制喝水而现实中却处处都能勾起喝水的强烈欲望：电视上到处是水的广告，上个厕所是哗哗的水声，走在大街上能看见各种诱人的饮料……只要看见水就有想痛快喝一顿的冲动。虽然大部分时间都在控制、控制、再控制，忍住不喝水，但在某个时段实在控制不住了，就想“能豪饮一次，死而无憾”，结果前面的控制也就基本白费了。

经历生死考验

为了不挨护士姐姐们的批评，称体重后就少报一些。没出三个月，血压高到 240/200 mmHg，自动血压计都无法量出来。我经常头疼，而且透后也疼，疼到要爆炸的那种感觉……压垮骆驼的最后一根稻草终于来临，由于血钾过高、心脏骤停还伴有抽搐……再次醒来已是三天后，还出现了短暂失忆。

生命在于运动，它点燃了我心中的希望之火

这种低落的情绪持续了将近四、五个月。一次偶然的机会，闲来无聊，我走进了江川体育中心。由于我以前喜欢打篮球，所以来到了篮球场，坐在旁边的水泥凳上，跷着二郎腿欣赏别人厮杀。不巧其中一人有事要走，又没有其他人填补，7个人都齐刷刷地望着我，要我救场，我穿着皮鞋就这样上场了，总共打了大概20分钟，气喘吁吁。由于很久没运动了加上还在透析，感觉很虚。

上帝在关上一扇门的同时，也为你打开了一扇窗

这20分钟就是我的那扇窗，也为后来的透析生活带来革命性的转变。在上场这20分钟前，我觉得自己就是个一无是处的废人，走路都小心翼翼，更不可能去打球。从这次上场后发

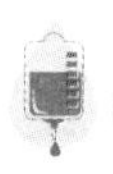

现自己还能跑，虽然感觉很虚，但至少没有自己想象中的那么颓废。于是置办了装备，买了个篮球，不去医院透析的日子下午就去打球，开始是投篮加 20 分钟的弱对抗，然后是 30 分钟，40 分钟……后来能和比我强壮的人对抗。用一位球友的话说“看着你瘦不拉叽，力量还不小”。

收获友谊，融入社会

通过打球锻炼我发现，去球场之前血压在 150～160/100～110 mmHg，打球回来后血压能降到 120～130/80～95 mmHg。以前靠药物控制血压，现在我已经将近 2 年没吃降压药了。心率从生病后的每分钟 90 多次降到了 70 多次。由于打球锻炼占用了不少时间，也就很少去寻思倒霉事，情绪上自然少了很多怨天尤人。打球中还能认识很多人，自己一次精彩的表现带来队友和对手的称赞也会增加自信心。随着情绪的好转和自信心的增加，我也开始找一些适合自己工作来做。就这样重新融入社会，形成了良性循环。

她们——我心中最可爱的人

一位血透病人要获得高质量的生活，除了

自我调节和锻炼，还有一个重要因素就是血透室。血透室医护人员的工作直接决定着血透病人的生活质量。因此处理好和血透室工作人员特别是护士的关系也就尤为重要。虽然不是朝夕相处，但一周我们要见面三次，而且每次都是四个小时，除了家人，她们就是和我们打交道最多的人了。

作为病人或病人家属来说，对护士多一些包容之心是必不可少的。血透说出来只有 2 个字，但包含了穿刺、监测血压和血糖、应付突发状况等一系列的工作，如果没有一个宽松的环境，让她们时时处于紧张状态，最终受害的还是病人。每个病人的实际情况千差万别，处理方法肯定也是不同的，如果让她们看见你就紧张，害怕发生一点点错误，怎么能创造性地处理问题呢。

智慧的天使

我的瘘管由于动脉比较粗，压力很大，经常穿刺的动脉位置随着时间的推移，隆起的包越来越大，而且相隔 6 cm 左右的静脉压力也比较高。经过几次观察后，护士长提出了一个解决

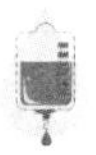

方案：把原来的静脉当作动脉穿刺，静脉回血的位置穿刺在脚上。她们要是不提出这个创造性的方案，还是按部就班地在原来的动静脉位置穿刺，隆起的包越来越大，最后受苦的还是我自己。

和护士关系相处融洽，不仅使她们的工作环境宽松，作为病人也会觉得舒心。每次见面看见的是一张张笑脸，还时不时相互间开开小玩笑，相比与你相处的是一张张紧绷的脸和紧张的气氛，你更愿意看见前者。刚开始的时候，由于不理解因排序和她们也发生过冲突，甚至还去投诉过，那段时间每当血透室的门徐徐打开，我就觉得这是地狱之门在向我开启，但现在我会觉得这是希望之门，心理上更主动乐意来到这里，相互间有了包容和融洽的气氛。

无私的帮助

有一次我忘记带手机，而在 iPad 上要使用无线免费的网络是需要手机号来获取的，于是我请责任护士帮忙，她很爽快的就帮我用她自己的手机给我获取了上网登录密码，纾解了我四个小时的无聊之苦。

塞翁失马，焉知非福

相对于健康的人而言，我们是不幸的，但“塞翁失马，焉知非福”。在这不幸中会促使你放慢生活的脚步，有时间去思考过去、领悟生活、感悟人生。也许一辈子都不能明白的道理，在经历这些后瞬间让你醍醐灌顶，更加懂得珍惜和拥有而不是无休止地索取。我们的一扇门被关了，而那扇窗要靠自己去发现，发现之后你往后的生命同样能绽放出美丽的花朵。

我的经验与你分享

最后，分享几个透析中的小经验，仅供参考。

一是：自己或家属要学会看懂一些常用的化验报告单，比如血色素、红细胞个数等。因为医生面对的病人比较多，一次化验后中间至少要隔一个星期以上才能进行医嘱。自己如果能看懂，拿到报告单后就能对一些简单指标进行药物调整。

二是：家中常备降钾树脂。如果你看见别人吃水果自己又想吃，吃了钾又会升高怎么办？根据自己吃的量的多少，吃完或服用该药（建议

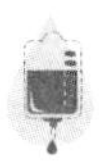

遵医嘱服用)。

三是：如果想多喝点水又不增加体重，身体机能和体能又允许你运动，多出汗，根据你出汗的情况决定饮水的多少。

四是：对每次透水的量灵活安排，减少不适应感，比如我是周一、周三、周五行透析，周一透析由于间隔了2天，长得比较多，可以适当少拉点水，周三的时候再把多余的部分拉掉。